SHODENSHA
SHINSHO

「看《み》取《と》り」の作法

香山リカ

祥伝社新書

まえがき

二〇一〇年、変化に乏《とぼ》しい人生を送っていた私に、たいへんなことが起きた。父が病んで、死んだのだ。

子どもとしての一番の仕事は、親を見送ること。

こんなことを言う人がいる。そう言われれば、「たしかに」と答えるしかないのだが、では、どうやって親を介護し、看取《みと》ればいいのか。

場所は、かける時間やお金は、そのときの心がまえは、あるいはその後に訪《おとず》れる悲しみの大きさは……?

私にはわからないことだらけだった。

いまの時代、親はいつまでも若くて元気だ。七〇代になっても、八〇代や九〇代になっても、仕事や趣味を楽しむ人もいれば、もう五〇代や六〇代になった子どもの世話をしている人もいる。

しかし、いくら気持ちが若くなったとしても、実は生きものとしての寿命はそれほど延びていない。もちろん、日本は世界有数の長寿国であり、平均寿命も長くなる一方だが、それでも昔の二倍、三倍とまでなっているわけではない。多くの人は六〇代から八〇代あたりで、この世を去ることになる。

私の父も、まさにそうだった。七〇代まではからだはともかく、その頭や心はたいへん若々しく、勉強したりニュースをチェックしたり、若いときと変わらぬギャグで私たち家族を笑わせてくれたりしていた。七〇代後半までは、私と年に一度は海外旅行に出かけ、実家のある小樽《おたる》から年に何度も上京しては私の犬や猫に会うのを楽しみにしていた。いい年をして恥ずかしいが、私は、そんな父を〝心の支え〟にしていたのである。

ところが、その父も〝永遠の命〟が約束されていたわけではなく、八〇代に入るとあらかじめ決められていたかのように体調を崩し、そして二〇一〇年十一月九日、八二歳でこの世での生を終えた。

その前後、私はたいへんにバタバタした。それは介護、看取りや死後のあれこれというだけではなく、心理的にも動揺し、絶望したりまた希望を持ったりして、実際に亡くなると深い悲しみに暮れ、何カ月たっても涙がこぼれて、友人に会う気にもなれなかった。

私に何が起きたのか。

また、私はどうしておけば、そんなことにならずにすんだのか。

私だけではない。介護や看取りの問題に直面しつつある人たちが、考えておかなければならないことは何か。

あるいは、親だけではなく、配偶者など大切な人との死別を経験した人の心には何が起きて、それをどう乗り越えていけばよいのだろう。

本書は、精神科医である私が、まだ整理のつかないアタマと心で自分の恥もさらしながら語る、「看取りと死別」についての入門書である。

二〇一一年十一月

香山《かやま》リカ

目次

第2章　介護や看取りで不足するもの――時間・人手・お金

第3章　看取りと心の問題――「介護うつ」と「罪悪感」との戦い

第4章　看取りで後悔している人たちへ

第5章　悲しみへの対処法

第1章

よい「看取り」とは何か

〝よい最期〟はどこにある？

一九九五年に翻訳が出版されて長く読まれている本に、『今日は死ぬのにもってこいの日』（ナンシー・ウッド著、めるくまーる）がある。

白人の女性である著者が、タオス・プエブロという集落でネイティブ・アメリカンの古老たちから聞いた言葉や伝えられている口承詩を書き留めたものだ。命や死をテーマにしたものも多い。

本のタイトルになっているのは、次のような古老の詩ともつぶやきともつかない言葉である。

今日は死ぬのにもってこいの日だ。
生きているものすべてが、私と呼吸を合わせている。
すべての声が、わたしの中で合唱している。
すべての美が、わたしの目の中で休もうとしてやって来た。
あらゆる悪い考えは、わたしから立ち去っていった。

今日は死ぬのにもってこいの日だ。

わたしの土地は、わたしを静かに取り巻いている。

わたしの畑は、もう耕されることはない。

わたしの家は、笑い声に満ちている。

子どもたちは、うちに帰ってきた。

そう、今日は死ぬのにもってこいの日だ。


この詩を、「理想の死」としてあげる人も少なくない。

つまり、病院ではなく住み慣れた地域や自宅で、医療関係者ではなく家族や友人に囲まれて最期を迎える、という死に方だ。

自宅でなくてもいいので、せめて病院ではなくて、晩年をすごした老人ホームで家族やスタッフに見守られて旅立ちたい、という人も増えているようだ。どのアンケートでも、実に八割から九割の人が「病院ではなくて自宅や老人ホームで」と答えている。

しかし実際には、日本では約八割の人が病院で最期を迎えることになる。本人もそれをよくわかっていて、二〇〇五年に日本ホスピス・緩和ケア研究振興財団が行なった調査でも、「余命が限られているならば自宅で最期を迎えたい」と答えた人が八〇・一％に上ったにもかかわらず、六一・五％が「自宅で過ごしたいが、実現は難しいと思う」と回答した、ということが、後述する柏木哲夫《かしわぎてつお》氏の著作で紹介されていた。

なかなかプエブロの古老のようにはいかないのである。

いや、病院だとしても理想の死に方はできるはずだ、と考える人や医療関係者もいる。そのひとつが、緩和ケア病棟やホスピスと呼ばれるところでの最期だ。

もはや意味のない抗がん剤治療や胃瘻《いろう》（胃に穴を開けて直接栄養物を流し込むこと）などによる強制的な延命のための措置はストップされ、苦痛を取り除くための最低限の治療のみが行なわれる。家族の滞在なども基本的には自由だし、本人が望めば病院食以外のものを食べたり飲んだりすることも許される。

そんな環境であれば、〝よい最期〟が迎えられるのではないか、というわけだ。

日本におけるホスピス医療の先駆者である柏木哲夫氏は、最近、『「死にざま」こそ人生』（朝日新書、二〇一一）という本を上梓《じょうし》した。

そこには、がんの末期などシビアな状態でホスピスに入院してきた人たちが、人生を振り返り、いさかいがあった家族との和解を果たし、「ありがとう」「ごめんね」などの言葉を遺《のこ》して納得のうちに最期を迎えた姿が描かれている。著者は、死はその人の人生の総決算であるので、家族も医療関係者も、そしてもちろん本人も、それを大切に丁寧に扱うべきである、と考えている。

それにしても、いったいなぜ、これほど多くの人が「自宅で死にたい」と考えながら、実際には病院でそのときを迎えているのだろう。

フランスの歴史家フィリップ・アリエスは、『死と歴史』（みすず書房、一九八三）の中で、〝病院死〟をこう説明している。

「病院で死ぬようになったのは、病院がもはや家では与えられなくなった手当の与えられる場所となったからです。病院はそもそもは貧窮《ひんきゅう》者や巡礼者のための収容所だったのですが、それが医療センターとなり、そこで治療がなされ、死との戦いが行われるようになりました。かつて、病院で死ぬのは、医師が治療に成功しなかったからでした。今では治るためではなく、まさに死ぬために病院に来るようになっている、あるいはこれからもそうなっていくでしょう。」

アリエスはさらに、「（現在における）死とは、治療の停止という技術的現象であり、その停止の決定は医師および病院のチームによってくだされるのです。」とも述べている。

つまり、かつて病《や》んだ人、老いた人への「手当」は主に家庭で行なわれていたが、医療の進歩とともに「手当」の内容も高度化し、それは病院でなければ施《ほどこ》せないものとなった。それと同時に、「死」は誰もが迎える自然の成り行きではなく、「手当の失敗」によってもたらされるひとつの結果ということになった。そのため、私たちはいつのまにか、「死は病院で起きるもの」と考えるようになっていった、というわけである。

もちろん、医療技術によって救える命であれば、その「手当」を病院にまかせる、というのも正しい選択であろう。

しかし、もはや救うのがむずかしそうな命に対してまで、「危なくなったらとにかく病院へ運べ」という態度で接するのも、正しいことと言えるのだろうか。

親の介護から看取りへ、という段階で、私たちが直面するもっともむずかしい問題のひとつが、この「どこで終末を迎えるか」という場所の問題なのではないか、と思う。

私の「看取り」体験

ここで、私自身の体験を少し記してみたい。

ただ、書く前に言い訳をするようだが、これはあくまで「ひとつのケース」にすぎず、「誰もがこうしたほうがいい」とか「こうしないほうがいい」といった話ではない。私の場合はたまたまこうだった、ということでしかない。

私の父親は、二〇一〇年十一月に八二歳で病死した。

六〇代で良性腫瘍《しゅよう》のため膵臓《すいぞう》切除手術を受けてからは、常に体調は万全とは言えなかったが、それでも七〇代半ばまでは小樽市で産婦人科医院の院長を務め、その後も週に二日、近隣の病院で検診などをこなし、読書や散歩なども楽しむ穏《おだ》やかな日々を送っていた。

ただ、膵臓の大部分を摘出したためにインシュリンの分泌《ぶんぴつ》が十分ではなく、その結果、血糖値が上がり、八〇代に入る頃には糖尿病性の腎臓《じんぞう》障害が起きていた。血糖のコントロールはインシュリンではなく経口の血糖降下剤で行なっていたのだが、高齢になるにつれ、血糖値は上がったり下がったり、なかなか安定しなくなっていった。

血糖値が二〇〇台になってもただちに体調が急変することはないのだが、怖いのは低血糖だ。これが起きるともうろう状態となったり、意識障害など命にかかわる危険に至ったりする場合もある。

かかりつけの内科医と血糖降下剤を調整しているうちに、腎機能はどんどん悪化し、ついに「人工透析《とうせき》をすべきか否か」という状態にまでなってしまった。父は、「なるべく保存的（外科手術によらないで治療すること）にしてほしい」と透析には難色を示した。主治医も父の大学の後輩ということもあってか、それ以上、強く透析を勧めることはなかった。

私は、「透析はしたくないな」とうなだれる父を励《はげ》ましたいと思った。そして、透析の導入をなるべく遅らせる、という方針で治療を行なう腎臓内科医の情報などを持ち帰っては、「少し元気が出たら、東京に来てこの先生にかかろうよ」などと言っていた。

おそらく、その頃には父は「もう新しい治療はしたくない」という気持ちだったとは思うが、前のめりになっている私のためを思ってか、「じゃ、それを目指してがんばろうかな」などと言っていた。

それでもなんとか、食餌療法《しょくじ》などで腎機能を保ち、父は八二歳を迎えた。しかし、その頃になると、今度は若いときからしばしば悩まされていた腹部の皮膚の疾患が再発し、それが悪化した。

「皮膚疾患」とはいっても、その根本的な原因は子どものときに受けた虫垂炎《ちゅうすいえん》の手術の後遺症に基づいているので、すぐには治るようなものではない。若くて体力があった頃には、それも「だましだまし」という感じで抑《おさ》えながらすごしてきたのだが、全身状態が悪くなってきたためにそうはいかなくなってきたのだ。

父は、その七〇年も昔から続く腹部の問題についても、「なるべく保存的に」という希望であった。しかし、そこから感染でもしたらやっかいなことになるという外科医と私たち家族の考えで、入院して簡単な処置を受けてもらうことになった。

ところが、その時点では腎機能もかなり悪化しており、入院による外科処置に耐えられるかどうか、かなりぎりぎりの状態であった。

いまになって考えれば、もう少し自宅でその「だましだまし」を続ければよかったのかもしれない、とも思う。ただ、そのときはとにかく、今後、人工透析を導入するにもまずは腹部の問題を片づけたほうがよいだろう、というのが私たちの判断であった。その時点では体力もかなり低下していたのだが、父も一応、「わかった」と入院加療の必要性について納得してくれた。

しかし、腹部の処置をして、それから人工透析の準備へ、という計画には耐えられないほど、実際には父の全身状態は悪化していたようだった。入院して、腹部の処置に備えて経口からの食事をストップして中心静脈栄養という点滴に切り換えた頃から、清明だった父の意識はくもりはじめ、「せん妄《もう》状態」といわれるもうろう状態を呈《てい》するようになった。

入院や点滴だけですぐに「せん妄状態」が出現するのは、からだがかなり危機的な状態にある証拠だ。精神科医はときどき「せん妄状態」などの意識障害も診《み》るので、私は「これはまずいな」と思ったのだが、すぐに「いや、まだまだ回復は望めるはず」と自分の不吉な予感を打ち消した。目の前の現実を認めようとしない心のメカニズム〝否認〟だ。その上で私は、「なんとかこれを乗り越えてほしい」とさらなる治療に希望を託した。そして、動揺している母やたまに意識状態が改善して対話も可能になる父に、「よくなるから大丈夫」などと楽観的な見通しを伝えた。

もちろん、その時点で父に「これまでありがとう」と感謝を伝えたり、意識があるうちにお互いに別れの言葉を告げあったり、などということは考えもしなかった。いまから振り返れば、せめてその時点で現実を認め、きちんと気持ちを伝え合っておけば、と思う。しかし、そのときはとてもそんなことはできなかった。

実は、父のほうは自分の状態をよくわかっていたようだ。母と私が病室にいるときに、父は突然、笑顔になって「あなたたちには感謝しています」と語ったのだ。

父はシャイな人で、ふだん家族の前ではなかなかまじめな言葉を口にできず、いつも言いたいことをジョークにして煙《けむ》に巻いていた。その父が改まって「感謝しています」などと言ったのだから、「別れの言葉」を伝えたかったに違いない。ところが母も私も、その言葉さえ正面から受け止めることができず、「またまたー、なに言ってるのよ」などと茶化してしまった。精神科医としては本当に情けないが、ひとりの娘としても意識ある父に、別れを告げることなどできなかった。

〝遠距離看取り〟の最中の講演

そこからの治療経過を細かく述べる心の準備は、まだ私にはできていない。だから簡単に語ることをお許し願いたいが、入院して三週間もたたないうちに、父の意識状態は「やや曇り」から昏睡《こんすい》にまで悪化してしまった。もちろん、全身状態の悪化も進んだ。急遽《きゅうきょ》、腹部の処置が終わってからゆっくり導入に持っていくはずだった人工透析を早めて行なったりもしたのだが、それも間に合わなかったようであった。

父が入院してから、私は先に延ばせる仕事はすべてそうしてもらって実家に帰ろう、と心に決めた。とはいえ、病院の外来診療、そして一年も前から決定していた講演など、休めない仕事、延ばせない仕事もいくつかあり、結局は東京と郷里を一日か二日ごとに行ったり来たり、というきわめてあわただしい事態になった。ささやかとはいえ自分の貯金があったので交通費はそこから出したのだが、かつて「夫の収入で生活しているので、実家の親の遠距離介護のために交通費をかけられないのがつらい」と診察室で語っていた女性の言葉が、よみがえってきた。

入院して一カ月あまりがたった十一月上旬のこと。大阪で講演を終えて伊丹《いたみ》空港から新千歳《ちとせ》空港、そこから小樽の病院へと向かうと、父はついに、最悪の状態に陥《おちい》っていた。血液に入った細菌が増殖して全身を冒《おか》す、敗血症《はいけつ》が進んでいたのだ。

実は、そのときの大阪の講演というのは、「NPO法人パオッコ」に依頼されてのものだった。私と同じ一九六〇年生まれのフリーライター、太田差惠子《おおたさえこ》さんが一九九六年に設立したパオッコは、「離れて暮らす親のケアを考える会」という別名を持つ。まさにそのときの私が直面していた遠距離介護に関する情報発信やセミナーを積極的に行ない、太田さんは『遠距離介護デビュー応援ブック』『もうすぐあなたも遠距離介護』（ともに北斗出版）、『遠距離介護の上手なやり方』（かんき出版）など、実家から離れて住む子どもたちにとってまさにバイブルともいえる著作を多数、世に送り出している。

大阪の講演で私は、自分が遠距離介護というより遠距離看取りの真っ最中であることやその日も親の入院先に向かうことなどを、率直に話すことができなかった。自分にとってあまりに生々しく、話しているうちに自分の感情を抑えられなくなりそうだったからである。本当に意気地《いくじ》なしだ。

そのかわりに話したのは、「遠距離介護をしている自分を、〝本当なら同居すべきなのに〟とか〝もっとそばで世話をすべきなのに〟と責めないで」といった、これまでパオッコのイベントなどで何度か語ったことがある内容であった。

しかし、いまだから言えることであるが、そのときの私は、目の前の参加者たちに対して、ちょっとしたウソをついてしまった。口では「遠距離だっていいんです。自立して仕事をしたり家庭生活を送っていたりするわが子のことを、親たちは喜んでくれているはずです」と励ましつつも、心の中では「父がこれほど危機的な状態なのに、大阪で講演しているなんて。やっぱり遠距離介護は、する方もされる方も不幸かも」と自分を責めていたのだ。他者に言っていることと、自分で感じていることがここまで違うというのはあまりに矛盾がありすぎて、そのことを第三の自分がなんだか滑稽《こっけい》に感じながら見ていた。

遠距離介護の是非やパオッコが提唱する遠距離介護の具体的なコツなどについては、また別の章で述べたいと思う。

わき起こった医療への疑念

とにかく、大阪での講演をなんとか終えて、急いで父の入院先に向かった私を待っていたのは、完全に昏睡《こんすい》状態に陥った父と絶望に打ちひしがれた母と弟だった。

それまでは現実から目を背《そむ》け、「まだ大丈夫」などと思っていた私も、さすがに「これは時間の問題だ」と認めざるをえなくなった。おそらくまもなく「敗血症性ショック」と呼ばれる状態となり、血圧が低下して……という死の経過をたどることになるのだろう。

「外来診療だけは休まない」と決めていたが、今度ばかりはそうもいかない。患者さんたちにはたいへんな迷惑をかけることになってしまったが、急遽、代診の先生にお願いする手配をした。

なすすべもなく弟や母とともの言わぬ父のそばに座っていると、看護師さんが定期的にやって来て、体温や血圧、血糖値を測ったり、点滴の管に注射液を入れたりする。もちろん父には、中心静脈栄養の太い管、尿道カテーテルといったチューブが何本も入れられ、心電図計も接続されて機械音を刻んでいる。

実は父の入院先は、私が三〇歳前後の四年間ほど精神科医として勤務していた病院の内科病棟であった。当時と同じ看護師さんも何人かおり、新しいスタッフも私がOGだったことを知っている。この期《ご》に及んで先輩面《づら》をするのもはばかられたのだが、私は点滴に薬剤を入れている若い看護師さんに、そのつど、「これは何?」などと聞いてみた。すると、それはあるときは解熱剤であり、あるときはショック状態に近づいて下がりぎみの血圧を上げる薬であった。

もちろん、これらはこういう状態の患者に対する〝標準的治療〟だ。私が主治医であったとしても、そうするだろう。実際に、若い頃、その病院に勤めていたときは、精神科病棟で最期を迎える高齢の患者さんたちに対して、私自身、「えーと、血圧が下がってきたからイノバンを入れて、それでダメならノルアドレナリン」など、教科書通りの指示を出してきたものだ。

しかし、どう考えても父の最期はすぐそこに迫っている。いまさら、何をどうしようと劇的な改善はまったく期待できないだろう。

それにもかかわらず、体温や血圧などを測り、それに対して薬物を投じたりすることに何か意味があるのだろうか。

私は、それまで医学や医療に対して、根本的な疑問を感じたことはなかった。もちろん、「無神経にがん告知をする医者」とか「金儲け主義で不要な手術をする医者」などに対しては激しい憤《いきどお》りを感じていたが、基本的には「医療は正しいもの」と考えていたのだと思う。

その理由のひとつは、それまで精神科の外来で、いたずらに医療不信に陥って服薬を勝手に中止し、結局は症状が悪化して長引いてしまったり入院が必要になったり、というケースをあまりに多く見てきたからだ。

また、病気だという自覚がない統合失調症などの患者さんも多く、「あなたは納得できないかもしれませんが、とにかく私を信じて、ここは薬を飲んでいただくわけにはいきませんか」などと説得する場面もよくあった。そういう経験の中で、「医者は基本的には患者さんに悪いようにはしないんだから、とりあえずは信じておいたほうがよい」という価値観が形成されていったのだろう。

ところが、その私の中で、終末状態になっても次から次へと薬剤が投入される父を見ているうちに、「もしかすると、もう父にとって医療はいらないのではないか」という考えが突然、わき起こってきたのだ。

その着想は、私にとって大きなショックであった。「とにかく医療は悪いことはしない」というそれまでの信念に対する疑問が、私自身の経験からわき出ようとしていたからだ。

大阪から小樽の病院に直行した私は、そのまま病院に泊まり込んでいた。弟もいっしょに病院に泊まり、母は自宅と病院とを往復しながら時間をすごしていた。

自宅で最期を迎える決断

二日目の夜もなんとか持ちこたえ、夜明けを迎えようとするとき、ベッドサイドにいた弟が、「何か言いたいことがあるようだから、母親を呼ぼう」と言いだした。「昏睡状態にあって血圧も低下の一途をたどっているのだから、言いたいことなどあるわけはない」とも思ったのだが、「ここでそんなことを言っても」と思いなおし、母親に来てもらうことにした。

すると、父は目を閉じたまま、片方の手を伸ばして母の手をしっかり握ったのだ。そして、もう片方の手で必死に酸素マスクをはずそうとする。そして本当に何か言いたげに口を動かすのだが、それは声にならなかった。

その様子を見て、母親はすぐにこう言った。

「わかった。お家に帰りたいのね。入院したときにも、あんなに〝早く帰りたいな〟と言ってたものね。連れて帰ってあげられなくてごめんなさい。本当にごめんなさい」

母が激しく号泣《ごうきゅう》しはじめたので、私と弟は、「とりあえず戻ったほうがいい」とあわてて退室を促《うなが》した。

思わぬ愁嘆場《しゅうたんば》に動揺した私は、母が出ていった後の病室でしばらくのあいだ、立ち上がることもできずに呆然と座っていた。

すると、私の頭にふとある考えが浮かんだ。

「待てよ。母は『連れて帰れない』と言っていたが、そんなことはないはずだ。連れて帰ることだって、できるのではないだろうか」

いま父に行なわれているのは、回復のためではなくて、延命のための、というより半《なか》ば形式的、儀式的な医療行為である。いまさら血圧を測って少しくらい上げてみても、血糖値を上げたり下げたりしてみても、そこに本質的な意味は何もない。

だとしたら、それらをすべて中止すれば、病院にいつづける意味さえなくなるのではないか。もちろん、血圧を上げる薬などをやめればそこから間もなくして死が訪れることは確実だが、それで少しでも息があるうちに自宅に連れ帰れるなら、父のためにもこれから遺《のこ》される母のためにも、そのほうがずっと有意義なのではないだろうか。

いったんそう思いはじめると、それは急速に確信に変わっていった。

私は自宅に電話して、母と母に付き添って帰った弟にそれを伝えた。するとふたりも、「それはいい、そうしよう」とすぐに同意したので、私は主治医に迷うことなく告げた。

「もうけっこうですから、連れ帰りたいと思います」

「いよいよ悪くなったのでこのへんで帰りたい」という申し出に主治医は驚いた表情をしたが、それは当然だろう。ただ、「ちょっと考えさせて」と言われ、一〇分ほどたって再び呼ばれたときには、その女性主治医は「ご家族のお気持ちはわかりました。そうしましょう」ときっぱり言ってくれた。

そして、てきぱきと手配をしてくれた主治医のおかげで、父は三時間後にはすべての管や機械から解放され、ストレッチャーに乗せられて自宅に戻ることができたのだった。

父は、クッションのきいたベッドがきらいで、自宅の医院で使っていたのと同じ医療用ベッドを「これがいいんだ」と愛用していた。その使いなれたベッドに移されると、それまでこわばっていた表情に、一瞬にしていつもの穏やかさが戻り、目は開けなかったものの両方の目尻から涙が流れた。

もちろん、その涙は単純な生理的反応かもしれない。しかし、母は「帰ることができてよかったね」と喜び、いっしょに涙を流している母を見て、私も「これでよかった」と思えた。

その後、父が自宅のベッドですごしたのは、実際にはわずか半日あまりのことであった。午前中に戻った父は、その日の一九時すぎには最期のときを迎えたのだ。そのあいだ、ひとことも発することも目を開けることもなかった。

連れて帰ってきてよかった

ただ、そのとき「なるほど」と感じたことがいくつかあった。ひとつは、いくら死を迎えそうな人がそこに寝ていても、家であればほかの家族はいつものようにすごさざるをえない、ということだ。

たとえば、フォーレの「レクイエム」をおもむろにかけたりはせず、テレビをつけて「お昼のニュース」などが流れる。母も病院を往復していたときとは違い、いつものエプロンをつけて「何か作るわね」と子どもたちのために昼食や早めの夕食などを作って、私たちも食欲旺盛《おうせい》とまではいかなくてもそれを口に入れた。調理のときには、「ジャーッ」という炒《いた》め物の音など、およそ死の厳粛《げんしゅく》さには似つかわしくないような生活音がする。プーンと卵を焼いたにおいもした。

なんとも緊張感のない風景だが、その中で寝ている父は、こちらの感情移入もあるだろうが、満足げにさえ見えた。少なくとも、病室で「ピーピー」という機械音に囲まれているときとは、まったく違う表情であった。

もはや誰も、「奇跡が起きて持ち直すのでは」などとは期待しなかったが、それでも

「連れて帰ってきてよかった」とは思っていた。

ただ、私にはひとつ、とても心配なことがあった。それは、「私に正しく死亡判定ができるか」ということであった。病院の主治医は、私も医師であることを知っていて、「死亡判定は先生がなさってけっこうですよ。もし、死亡診断書は私が書いたほうがよければ、その後でお電話くださいね」と言っていた。

精神科医とはいえ、私もこれまで死亡判定をしたり死亡診断書を書いたりしたことは何度もある。ただ、ここには心臓の動きをモニターする心電図計もない。聴診器は父が使っていたものがあるのだが、瞳孔《どうこう》を確認するためのペンライトや血圧計もない。「もし、死んだかどうかわからなかったら、どうしよう……」と私はひそかに恐れていた。

しかし、父は私たちが見ている前で静かに、わかりやすく呼吸を止め、それからの死のサインはまさに教科書通りであった。その判定には、心電図計も何もいらなかった。

呼吸を止めた瞬間、家族が大声で呼びかけると、父の両眼からは再び涙がこぼれた。

母にとっても、私や弟にとっても、父を失った心の痛手は大きかった。また、とくに私にとっては、「説得してもっと早く人工透析を開始していれば」「少しでも動けるうちに東京に連れてくればよかったのでは」など、後悔は尽きない。

それでも、「とにかく連れ帰って自宅で最期のときを迎える」という選択に関しては、誰もが「あれでよかった」と深い満足を感じている。母は、悲しみの涙があふれてくるときは、「でも最期がよかったのだから」と自分に言い聞かせているようである。

在宅看取りは誰にとっても望ましいか

こうやって考えてくると、本人のためにも遺される家族のためにも、「どこでどんな最期を迎えるか」というのは、この高齢社会ではとても大切な問題になりつつある。

『週刊朝日』二〇一一年一月二十一日号の「家で死ぬということ」という特集で、ホスピス医を経て在宅看取りに力を入れるクリニックを開業した山崎章郎《やまざきふみお》医師は、こう語っている。

普通、患者さんはできるだけ家にいて、『いよいよ』となったら病院で最後を見ましょうとなるけど、逆じゃないかと。これ以上、治療法がない段階になったら、残された時間をどう生きるかが大事です。そのときこそ、家に戻るのです。突発的な変化に対応するには病院のほうがいい。ただ、病院はあくまで非日常の世界です。死も大きな目で見れば人生の一部ですから、非日常の空間から家という日常性の中に死を取り戻すことが大切じゃないでしょうか。

満足な医療がなかった昔は、弱っていく人に周囲ができることはなく、祈ったり、願ったり、体をさすったりしていたはずです。いまは医療がある程度のことをできる代わりに、病院で祈るとか、さするとかを自然にしにくいでしょう。

在宅なら家族は心おきなく患者さんのそばにいられる。孫や親戚が泊まり込んでもいい。すると小さな子どもでも、かわいがってくれたおじいちゃんやおばあちゃんの衰弱した姿に胸を痛めつつも、寄り添って声をかけたり、排泄の手伝いもできたりします。

もちろん家で看取ることを支える受け皿がないとできませんが、受け皿があるなら、病院で死ぬのはもったいない。最後は家で過ごすことを提案したいですね。調査でも、最後は家を希望する方が圧倒的ですし、『病院中心主義』から『在宅中心主義』へ変えることが国民の希望をかなえることにつながるはずです。

私の場合、父は自宅でわずか半日あまりのときをすごしただけだから、とても「在宅看取りをしました」と胸を張っては言えない。基本的には「病院中心主義」で、最後の最後にぎりぎりで「在宅へ」という変更が間に合った、という程度であろう。とはいえ、少しでもそれを経験してみると、山崎医師の言うひとことひとことに、「もっともだ」と強く納得がいくのである。

ただ、自分ではそんな経験をしておきながらも、医師としての私は、「これから在宅看取りを勧める活動をしよう」という気にはなれずにいるのも事実だ。

なぜか。それは、先ほども述べたように、「病院に行かずに在宅で」というのは、基本的には「医療の拒否、医療の否定」にもつながるからだ。

もし、精神医療の場で、患者さんが「病院にはもう来ません。薬もけっこうです」と言いだしたら、私はどうするか。それはやっぱり、「そんなことは言わずに通ってください。薬もきちんと飲んでください」と医療を強く勧めようとするだろう。精神医療には、本人は医療を拒否しても強制的に入院加療を行なえる措置入院や医療保護入院といった制度まであるのだ。

そんな私が、「高齢の親はなるべく病院医療ではなくて、住み慣れた家で」とか「プエブロの長老のようなにぎやかな終末を」などと言ってよいものか。もし、本当にそう言うのだとしたら、そのときは精神医療の場でも医療を拒否する人が出てきた場合でも、「それはいいですね」と肯定しなければならないのではないだろうか……。

そう考えると、いまのところは自分が経験した「医療を中断して実行した在宅看取り」はあくまで個人的経験としてとらえ、それを普遍化したり真理であるかのように語ったりするのは控《ひか》えておこう、という気になるのだ。

そういう意味では、私はまだ、基本的な部分では「医療信仰」「医療原理主義」から抜け出せていないのだろう。

それから、もうひとつ。こちらのほうが理由としては、大きな部分を占める。

万が一、やはり病院での医療より在宅看取りのほうが正しい、ということになったとしても、誰もがそれを実行できるとは限らないだろう。

実は、私も父を見送った直後は、一時、他人にも「在宅看取りはいいよ」とさかんに勧めていた時期があった。いま思うと、悲しみを否定するために、心が一過性の反応性の軽躁《そう》状態に陥っていたのだと考えられる。

ちょうどその頃、親しくしている知人の父親が、がんで入院することになった。高齢の上、基礎疾患もあるので、手術はしないで保存的に経過を看るのだという。まさに治療ではなくて看取りの過程である。

私は知人に強い口調でこう勧めた。

「じゃ、お父さんがまだ会話とかできるうちに、すぐに家に連れて帰るべきだよ。病院にいたって、お父さんのためにも家族のためにも、何もならないよ」

そして、知人の実家があるあたりで在宅看取りに積極的な医師を探し、わざわざそこに電話をして、「そのうち○○さんという人から連絡が行くからよろしく」とまで伝えた。

私の勢いに乗せられて最初は、「じゃ在宅で」と心が動いた知人であったが、ほかの家族も含めて相談した結果は、意外なことに「このまま病院で」というものであった。知人は言った。

「あなたは医者だから、在宅療養で突発的なことが起きても対処できるかもしれないけれど、私たちは素人なんだよ。もしお父さんが突然、吐いたらとか出血したらとか考えたら、それだけで不安で仕方ない。私たち子どもも毎日いっしょにはいられないから、とくに母親がひとりのときに何かが起きたら、と考えると、やっぱり病院で看てもらうのがベターだと思う」

それはもっともだ。いくら雑誌や新聞の在宅看取りの体験記に「最初は怖かったけれど、訪問看護や往診があったので安心でした」といった家族の振り返りが載っていたとしても、それはまさにケースバイケースなのだ。

中には、「家に点滴びんをつけた人が寝ているだけで、漏れたらどうしよう、引っこ抜いたらどうしよう、と気が気ではない」と訴える家族もいる、と聞いた。在宅看取りで家族のストレスが増大することもある。

また、心理的抵抗だけではなくて、在宅看取りとなれば協力してくれる人手も必要になるし、病人用のベッドを入れるなど費用の面でも負担が増えることもある。子どもが遠距離に住んで子育てや仕事をしている、などという場合は、まず不可能だろう。

看取りは突然やってくるかもしれない

こうやって考えてくると、いま急激に広がりつつある「在宅看取りブーム」は、一方的な価値観の押しつけになる危険性も否定できない。

人や家庭には、それぞれの事情もあれば、考え方も違うのだ。

本来は、そのそれぞれにあったやり方をすればそれでよいはずだが、どうしても時代ごとに、「いまはこれがいちばん」「あの考えはもう古い」といった流行りすたりのようなものがある。たとえば、いま意味のない延命措置の象徴のように言われている「胃瘻」も、それができたときは画期的な医療技術だと賞賛されたことを忘れるべきではないだろう。

「わたしの家は、笑い声に満ちている」という中でのプエブロの古老のような看取りが理想であることはわかっていても、それを実現してあげられない。そんな人のほうがずっと多い。

その中には、ケアする側の事情だけではなくて、看取られる本人の事情が強く関係している場合も少なくない。いくら「在宅看取りで」と本人も家族も考えて準備をしていても、そのときはいつ、どういう形で訪れるかわからない。たとえば、突然死、事故死、災害死などを遂げた場合は、最期はまったく選べないのである。

このたびの東日本大震災では、実に一万五〇〇〇人以上の人々が「最期を選べない死」を遂げることになった。

先ほど紹介したホスピス医・柏木哲夫氏の『「死にざま」こそ人生』にも、そのことが冒頭近くに記されている。

「『人は生きたように死んでいく』ということばは事故死や災害死には当てはまらない。2011年3月11日の東日本の地震と津波による死者は1万5000人を超えた（2011年6月現在）。人々は『死に行く過程』を経験せずに亡くなった。『別れのことば』を言う時間もないままに……。」

柏木氏は、ひとまずこういった突然の死を「例外的な死」と考えることとして、ホスピスで経験した多くの死をベースに、「最後に家族に『ありがとう』と言え、家族から『ありがとう』と言ってもらえて最期を迎えられれば、それは『よき死』と言えるであろう」と持論を展開していく。

しかし、こういった突発の死は、決して例外的な死とはいえないはずだ。

日本では、年間約一一万人の突然死が発生している。その多くは、事故死などではなくて病死である。一一万件のうち約六万三〇〇〇件は心筋梗塞や重症不整脈の心臓突然死であり、その五〇%は四〇代～六〇代の高齢者とは言えない世代に起きている。六万三〇〇〇人といえば、年間自殺者の約二倍である。

そのほか、突然死の原因として多くを占めるのは、くも膜下出血などの脳血管疾患、大動脈解離などである。

「目撃者がいるところで倒れれば助かる」という人もいるが、そうとは限らない。ある医学系の大学教授は、病院内で行なわれた会議の席上で突然、倒れ込み、まわりにいた医学部教授たちが心肺蘇生を行ないながらすぐに病院の救急救命ユニットに運んで最高の治療を施《ほどこ》したが、そのまま亡くなった。死因は、腹部の大動脈解離であったそうだ。

このように、災害や事故にあわなかったとしても、何らかの身体的異常が突然、起こり、予期しなかった死を迎える可能性は、実は私たちにとって意外に高いのである。

そうなると、「どこで最期を迎えるか」も「死にざまや最期の言葉」も何もあったものではない。

昔の人は看取りに悩むことはなかった？

では、こういった予期せぬ死、選べぬ死は、本人にとっても看取りをするべき家族にとっても、不幸なものであろうか。

それは違うと思う。

それどころか、とくに私たちの国では、かつてはこういった突然の死を「ぽっくり死」として歓迎していたはずなのだ。

「ここに参拝するとぽっくり死できる」という寺は奈良県を中心に全国に存在し、通称「ぽっくり寺」などと呼ばれて、多くの参拝客を集めている。

子ども世代が「うちは在宅看取りで、お互いに満足のいく最後の日々を」と考えて準備していても、その親はいそいそと「ぽっくり寺」に参拝に行って、「自分でも気づかないうちにぽっくり極楽に行けますように」などと祈っているかもしれないのだ。

文学者の林望《はやしのぞむ》氏も、その著著『臨終力』（KKベストセラーズ、二〇一一）の中で、こう言っている。

「平均寿命からいえば私もあと二十年ぐらいは生きるかなと思いますが、しかしそんなことはだれにも分からない。いまこの原稿を書いている最中に、心臓麻痺でコテンと死ぬかもしれない。それだけはなんとも分からないのです。」

さらに林氏は、吉田兼好《よしだけんこう》の『徒然草《つれづれぐさ》』から、次のような一節を紹介する。

「四季は、なほ、定まれる序《ついで》あり。死期は序を待たず。死は、前よりしも来らず。かねて後に迫れり。人皆死ある事を知りて、待つことしかも急ならざるに、覚えずして来る。」

つまり、季節の移り変わりには順序があるが、人の死にはなんの順序もない。しかも前から近づいてくるわけではなくて、後ろから突然、予想外のときに迫ってくるかもしれない、ということだ。

しかし、林氏にしても兼好法師にしても、「だから人生はむなしい」とか「何をしても無駄なんだ」と言っているわけではない。むしろその逆で、予想できないときにやって来るかもしれないからこそ、しっかりといまを生きておきなさい、ということだろう。また、いつ来るかわからないようなものを憂《うれ》えすぎるな、という意味も含まれている。考えすぎ、備えすぎていまを楽しめなくなるのは、つまらない。

おそらく昔の人たちは、兼好法師に指摘されるまでもなく、誰もがそんなことは知っていたに違いない。

そもそも昔は、「病院で最先端の医療に囲まれて死ぬか、自宅で家族に『ありがとう』と告げて死ぬか」といった選択などできるわけもなく、やって来る死をそのまま受け入れるしかなかったのだ。

してみると、「何がいい介護なのか」「満足のいく看取りとは何か」などと考えたり、結果に後悔したりできる、というのは、それだけ社会が豊かになり、私たちの選択肢が増えた証拠と言えるかもしれない。

自分の死に方や死に場所を選ぶこともかなわず、せいぜい「ぽっくり寺」に参拝に行くしかなかった時代の人たちは、「どういう看取りが最善か」などと悩む現代の私たちを見たとしたら、どう思うだろう。「ずいぶん悠長《ゆうちょう》なことを言ってるな」と冷ややかに笑うのではないだろうか。

私自身、いまだに父の看取りについてああすればよかった、いやこれでよかった、などと煩悶《はんもん》する日々を送りながらも、ふと兼好法師の時代の人たちからの半ばあきれたような視線を感じて、可笑《おか》しくなってしまうこともあるのである。

第2章

介護や看取りで不足するもの

——時間・人手・お金

時間の問題――介護のために休めない

介護や看取りのために休むとは言えない社会

以前、「ワークライフバランス」について学ぶ必要があり、ある連続セミナーに出たことがあった。そのセミナーでは主に、国内外の企業の「ワークライフバランス推進室」などで女性労働者が出産、育児で退職しなくてもよい仕組みづくりに取り組む人たちが招かれ、職場の現状や苦労話などを聞かせてくれることになっていた。

しかし、本来、この「ワークライフバランス」という単語には、「女性が育児と仕事とを両立させること」という意味は含まれていない。これじたいは、もともと「仕事と生活、人生のほどよいバランス」といった意味だろう。

もちろん企業もそのことはよく知っていて、たとえば「男性社員の育児休暇取得」を推進するところもあれば、震災を機にボランティア休暇を充実させたという組織もあった。

そして、出産休暇、育児休暇と並んで重要なのが、「介護休暇」である。その中には夫や妻、つまり配偶者の看病、介護のために休みが必要という人もいるが、順番でいえば、労働者がまず直面するのは親の介護の問題であろう。

ところが、「介護と仕事との両立についてはいかがですか？」と質問すると、講義をしてくれた担当者の多くはやや歯切れの悪い口調になり、「そのあたりも今後、考えていかなければならないのですが」とか「制度はありますが、利用状況はまだ十分とは言えなくて」といった答えが返ってくる。

企業で働いている人たちがほとんど介護休暇を取っていないということは、彼らは仕事の合間を縫《ぬ》って介護、看取りを行なっているか、仕事をしていない妻や時間のあるきょうだいなどにそれをまかせているか、あるいは「申し訳ないけれど仕事があって」とほとんど何もしていないか、なのだろう。

これは繰《く》り言《ごと》めいてしまうのだが、私自身、職場でなかなか「親の介護」を理由に休みを申し出ることはできなかった。そんなことで休む教員は、ほとんどいないからだ。

一方、わが子の受診、学校の用事などで休みを申請する同僚は、どこの病院、大学でもあたりまえにいた。子どもにとってはたしかに親はその人しかいないのだから、それも当然だろう。ところが、「親の介護」となると、まだ「どうしてもあなたが行かなくてはならないの?」といった雰囲気があるのではないだろうか。「ほら、たしか実家近くにお姉さんがいたんじゃなかったっけ?」「弟はフリーターでしょう? そっちに頼めば?」と直接、言われないにしても、なんとなくそう思われているのではないか、と自分で勝手に思ってしまう場合もある。

実際に私自身も、父がいよいよ入院して休まなければならないときなど、「弟は体調を崩しがちな母についているもので、どうしても私が父の病院に行かなければならず」など、職場であれこれ言い訳をしていたような気がする。しかも、介護や看取りでは「いつまで休めば終わる」という見通しがつかないことが多いのも、子どもが働いている場合、休みを取りづらくしているのではないだろうか。

マスコミ関連のある会社に勤める知人の女性が、介護休暇を取ることになった。父親ががんになり、在宅療養を行なうことになったのだという。その会社はかなりの老舗《しにせ》だったので、「介護休暇の取得者第一号」というのも意外だったが、その休暇の期限が限られていると聞いてもっと驚いた。「一応、三カ月までなんですよね。もし、三カ月以内に片がつかなければ——もちろん、私はそのほうがうれしいのですが——仕事に戻ることになります。でも、実際には戻れないでしょうね。そうなったら退職かな……。まあ、あまり考えないことにします」

私はもちろん、「三カ月以内に戻れればいいですね」とも「もっと長期になって退職となればいいですね」とも言えず、「無理しないでくださいね」と声をかけるしかなかった。

もちろん、介護や看取りのための時間が取りづらい、というのは企業で働く人ばかりではない。主婦やアルバイトをしている人も、みな同じだ。自営業であればもっと時間を捻出《ねんしゅつ》するのがむずかしいかもしれない。

親の介護や看取りが切実な問題になる三〇代から五〇代あたりの人たちは、みなそれぞれに忙しい。とくにこの時代、自分のことで手いっぱいという人も少なくない。この年代の人たちのライフプランには、「親の介護で多大な時間が取られる」というのは組み込まれていないことが多い。

たとえば、子育て中の女性が子どもに、「きっとこの一〇年くらいのうちに親の介護の問題が出てくると思うから、あなたの受験には協力できないからね。だから塾なんかに行かなくても入れる学校に行って」などと言ったら、どうだろう。「親のことを言い訳に子育ての手抜きをしようとしているだけではないのか」などと批判されるのではないだろうか。

また、目標に向かってがんばっている人にとっては、「親の介護の問題が発生してもいいように、少しハードルを下げておこう」などと考えるのは、妥協、敗北に思えてしまうかもしれない。それに、そう予想してそれを組み入れた人生の計画を立てたとしても、そういった問題が本当に発生するのかどうかは、誰にもわからないのだ。案外、親は一〇〇歳まで病気ひとつしないで元気に暮らすかもしれないし、介護の必要もないまま突然、亡くなるのかもしれない。

親が元気なうちから話し合っておくべき？

介護や看取りについて書かれている雑誌や書籍には、「親が元気なうちからどうしてほしいかを、十分、話し合っておきましょう」と書かれている。雑誌『ＷＥＤＧＥ（ウェッジ）』二〇一〇年十一月号の特集『家で老いて家で死ぬには』には、「元気なうちから家族と考えておきたい具体的な事柄」がこのまま切り取って使えそうな形で掲げられている。一部を抜粋して紹介してみよう。

「◎終末期の療養の場について
（自宅／○○○病院／○○○老人ホーム）を希望する。
◎痛みや苦痛を取る緩和治療
緩和治療が不十分で効果がない場合は（鎮静剤の投与で意識を失わせてほしい。このために死期が早まったとしても止むをえない／意識を保ちたいので我慢する）。
◎延命治療の中止を望む場合
余命（１カ月／２カ月／３カ月／４カ月／５カ月／６カ月）以下と診断された場合は、

すべての積極的治療、延命治療を拒否する。」

もちろん、介護や看取りの当事者である親がこれらにチェックを入れて子どもにわたす場合は、具体的なものであればあるほど考えやすいし、わたされた子どもにとっても使いやすい。

しかし、もしこの記事に気づいたのが子ども側、という場合にはどうしたらよいのだろう。

この『WEDGE』というビジネス雑誌は、新幹線でグリーン車に備えられていたりキオスクで売られたりしているのだが、出張帰りの息子に突然、「こんなのがあったんだけど……どうしたい?」と「終末期」だとか「死期が早まる」といった活字が並ぶチェックシートを見せられた親は、どう思うであろう。いや、それ以前に、「えーと、今日は介護や看取りについて意見を聞きたいんだけど」とこの手の話題をストレートに親と話せる子どもが、どれくらいいるだろうか。

私の場合も、「もっと人生の晩年のすごし方や終末期医療について、父の意見を聞いておくべきだった」と悔やんだ時期もあったが、その後、すぐに考えを変えた。「いや、まじめな話をするのが苦手で、なんでもジョークやギャグにしてしまおうとする父に、『晩年のことだけどね』などと持ちかけて語り合うことなんて、とてもできなかっただろう。そんな深刻な話し合いは、父の人生にはまったく似つかわしくないことだ」

そこで無理してでも話し合って、それなりの考えが聞けたとしても、その時間を作ったことで「父はいつもジョーク好きの人だったなあ」という私たちのイメージも、変わってしまったかもしれない。だから、まったくそんな話し合いもできないまま、父の真意もわからないまま最期を迎えることになったのは、それはそれでよかったのではないだろうか。

あるいは、そんな話をしただけで「縁起でもない」と眉《まゆ》をひそめられたり、もしかすると「あなたは私たちが早く死ねばいい、と思っているんでしょう！」と予想外の反応をされたりすることもあるだろう。とくに、親が六〇代、七〇代となって老後や看取りの問題が切実になればなるほど、そのことを考えたがらない傾向が強まる可能性もある。

ときどき「四〇代から考える理想の死に方」といった本や雑誌の特集を見かけることがあるが、その世代ではまだまだそれらが先のことだと思えるからこそ、「延命治療か……オレはバツだな、いや点滴くらいはやってもらうか」などと気楽に考えることができるのである。

それは必ずしもよいこととは思わないが、老いや死の問題をなるべくうやむやにしながら生きるのに慣れた私たちの生活に、「終末期をどうすごす」といった話し合いはまだまだなじまない面がある。それはそれで仕方ないというか、親も子もそのことがなんとなく気になりながらもお互い面と向かって話せずに日々がすぎる、というのも、またひとつのやさしさやいたわりの気持ちの現われだと考えることはできないだろうか。

これから高齢化、少子化がますます進む中、親の介護のための子どもの負担は、増える一方であろう。ひとりっ子が両親ふたりを看取る、ひとりっ子どうしの夫婦がそれぞれの両親四人を看取る、というケースも少なくない。親ひとりを介護して看取ったら、すぐに次の親の介護が始まることもあるはずだ。

そのためにも、もっと気軽に誰もが「ちょっと親の面倒を見なければならなくて」と休みを取れる仕組み、雰囲気を作ることがぜひとも必要なのは言うまでもない。もしかするとこれは、育児休暇の充実以上の急務なのではないか。また、現実的にはむずかしいかもしれないが、介護休暇を取る場合も、「いつまで」といった期限をあまり気にせずにとりあえず休める、という体制が望まれる。

そして、そのためにも「どんな介護や看取りをしてほしいか」を、それを受ける親にもきちんと確かめておくに越したことはないだろう。しかし、先ほども述べた通り、すぐに「死ぬとき、どうしたい？　これにマルをつけておいてね」と親にチェックシートを手わたすような時代は、当分、来ないに違いない。その点に関しては、私たちは当分のあいだ、「こんなのでいいかな」と手探りで自分なりの介護や看取りを行ない、親が亡くなった後は「あれで本当によかったのだろうか」と悔やんだり、「でも、これでよかったはずだ」と納得したりを繰り返していくしかないのではないか。

人手不足の問題――いちばんの敵は自分の感情

動けるのは自分ひとりだけ

この時代、親の介護や看取りを行なうときに時間の確保以上にむずかしいのが、人手そのものの確保かもしれない。

ひとりっ子でシングルとかきょうだいはいるが非協力的とかいう場合は、すぐに「動けるのは自分ひとりだけ」という事態になってしまう。私の知人にもそんな人がいた。ユキナさんとしておこう。

ユキナさんは四〇代後半、九州出身だが東京でフリーの演出家として活動していた。ひとりっ子でシングルだが、大きな舞台をまかされることも多く、これまでは誰にも「ひとりとは気の毒ですね」などとは言われることはなかった。九州の両親もそんな娘の仕事ぶりを喜び、ときどき上京しては舞台を鑑賞するのを楽しみにしていてくれた。

ところが、両親ともに七〇代後半にさしかかった頃、母親がパーキンソン病を発症。病状の進行が速く、室内での歩行もむずかしくなったのだ。

父親は、「できるうちはこっちで何とかするから」となるべくユキナさんに負担がかからないよう、気づかってくれた。とはいえ、介護認定を受けてヘルパーに家事を手伝ってもらっても、訪問看護で血圧などをチェックしてもらっても、どうしても父親がやらなければならないことは増える一方だ。

「これまでは、帰省するたびに演出した舞台のパンフレットとかＤＶＤを見せて、両親が〝すごいね、今度はこんな大物の役者さんが出たんだ〟と驚いたり喜んだりする顔を見るのが楽しみだったの。それが、母がほとんど寝たきりになっちゃってからは、それどころじゃなくて……。帰ると父と、〝オムツどうする〟とか〝病院に行く介護タクシー予約しなくちゃ〟とかそんな話ばかりになっちゃった。

しかも、帰れても一泊か二泊がせいぜいじゃない？　父は、〝お父さんたちのことは気にしないで仕事に行きなさい〟と言ってくれるんだけど、家を出る瞬間はその疲れきった顔を見るのもつらい。

親が上京できて芝居に呼べていた頃は、〝私って親孝行かも〟なんて思ってたけど、いまは〝こんなに親不孝な娘はいない〟とまで思う。なんだかこの数カ月で自分の価値が暴落した気がする……」

陥りやすい「自己肯定感の暴落」と「思考停止」

ここで鍵になってくるのは、人手の問題以上に、ケアする人の気持ちの問題、つまり自己肯定感の暴落だ。

とはいえ、ユキナさんの気持ちは、私自身も痛いほどわかる。

親が介護や看取りの年代に突入すると、それまで自分に関して「親も喜んでくれている」と思っていたプラスのことが、一瞬にして「親を苦しめている」「親を寂しがらせている」とその価値がマイナスに逆転した気になるのだ。私の場合は、「医者として診療を続けているのを評価してくれている」が「診療があるから帰省もままならない」に、「東京に暮らしているからときどき遊びに行ける、と喜んでいる」が「そんな遠くにいるからまったく頼りにならない」に、「子どもがいないから自由にときどき両親とも旅行に出かけられる」が「孫の顔を見せることもできなかった」にと、大げさではなく、一夜にしてすべての意味がマイナスに転じた。

そして、「ちょっと想像すればこんな事態が来ることなどすぐに想像できたはずなのに、どうしてこれまでまったく気づかなかったのだろう？」と、自分がこれまで送ってきた人生、選択してきたこと、すべてが間違っていたような気になってしまったのだ。

そうなると、現実的な介護や看取りの問題に関しても、いちいちネガティブな考え方しかできなくなってくる。

たとえば、自分が動けないときには、ちょっとしたことならいま増えつつある有償サービスを使う、という手もあるかもしれない。それが、そのつど「ああ、近くにいたらこんなこと、私ができるのに」「本来なら子どもがすべきことなのでは」などと立ち止まって考えはじめると、次のアイディアが出てこなくなってしまうのだ。

その逆に、「どうして私がこんなことまでしなくちゃならないの？」と不満を持つ人もいるかもしれないが、これにしても「思考停止」を招き、次の一歩を踏み出せなくしてしまうのは、同様だと思う。

ぼって、あんなこともあった、こんなこともあった、と記憶の迷宮をさまよってしまうことになる。精神科医ならずとも、「まあ、お気持ちはわかりますが、解決すべきはそんなことよりもまず、介護の人手をどう確保するか、という問題ですよね」と回想をストップしてあげたくなるだろう。

「民法のもとでは、きょうだいの立場は平等なのに、どうしてこんなときだけ〝あんたは長女なんだから〟と言われなくてはならないのでしょう」と訴えていた人もいるが、ここで法律だとか憲法、宗教といった大原則を持ち出すのも、あまり得策とは思えない。「どうやら自分がやるしかない」となったら、「どうして？」という疑問は棚上げにして、まずは目の前のことになるべく現実的、合理的に取り組んでいくしかないのではないか。

使えるものはみな使え

そのときの基本は、「使えるものはみな使う」という姿勢だ。

介護が必要と考えられる場合は、すみやかに介護認定を受けて、介護保険を利用してサービスを使う。比較的元気で、介護保険は利用できないとか保険内のサービスではとても足りないという場合は、地域の社会福祉協議会に問い合わせて、無償・有償の送迎サービス、家事代行サービスなどがないかをチェックする。生活協同組合などの食品、日用品の宅配サービスや食事の宅配サービスも使えるかもしれない。

福祉サービスというと「介護保険」しか思いつかない人がいるのだが、それは高齢者向けサービスの一部にしかすぎないのだ。ほかにも「自治体が行なうサービス」「地域のNPO法人やボランティアが行なうサービス」「民間企業のサービス」の三種類があることを忘れないようにしたい。

「食事はどうしよう? 介護サービスではカバーできないし」と思っても、そこであきらめることなく、「じゃ、自治体で何かやってないかな?」「使えるNPOがないか社会福祉協議会に聞いてみよう」と考えて、いよいよとなれば「民間でその事業をやってくれるところはないだろうか」という順番で考えていくのだ。

また、「遠い親戚より近くの他人」ということわざの通り、「動いてくれないきょうだい」にイライラするよりも、たとえばゴミ出しくらいなら、思いきって親の〝ご近所さん〟に頼んでしまう手もある。親がその地域に長く住んでいるような場合は、近隣の人たちも心配しつつ、「でも勝手に手を出しちゃ悪いし」と遠慮していることが少なくない。

そういうときには「本当に申し訳ないのですが、週に二度くらいのぞいてやってもらえますか」とか「ゴミステーションにゴミを運ぶとき、ついでにお願いできないでしょうか」と具体的に頼むと、先方も「それならできますよ」「週に二度はむずかしいけれど一度なら」などこたえやすいのではないだろうか。もちろん、近隣の人に頼む際は、子どもは自分の携帯電話などの番号を教え、「何かあったらいつでも」と言っておくこと、「本当に助かっています」という気持ちを手紙やちょっとした贈り物などで伝えることが必要なのは、言うまでもない。

そして、繰り返しになるが、人手の手配を賢く行なうためにも、「本来は私がやるべきなのに」と自己否定感にとらわれたり、「なぜ私だけがやらなければならないの？弟一家は何やってるの？」と不公平感から疑問や怒りにとらわれたりするのは、百害あって一利なしだ。

人手不足の悩みのいちばんの大敵は、自分の感情だと言ってもよい。介護や看取りを行なう相手が親となると、心の中に眠る記憶までが刺激され、さまざまな感情がわき起こってくるのは仕方ないことともいえる。それでも、激しすぎる感情は、介護や看取りの足を引っ張る、と自分に言い聞かせ、ぐっとがまん。なるべくクールに、賢く振る舞い、「頼れる制度、サービスはみな使う」の精神であきらめずにいろいろと探してみてはどうだろうか。

お金の問題――〝自分なり〟を見極める

介護や看取りの費用は〝無駄〟か？

人手の問題以上にシビアなのが、お金の問題なのではないかと思う。

病院に入院するにも有料老人ホームに入るのにも、自宅であれこれサービスを受けるためにも、何らかの費用がかかる。また、介護や看取りをする側も交通費などさまざまな出費を強いられる。

これらの費用は総じて決して安くはなく、しかも出して楽しいお金でもない。

最近、「自分への投資」という言葉をよく聞くが、私たちは自分の未来を明るくしてくれるのに役立つようなこと、たとえば英語教室、ヨガのレッスン、経済セミナーなどになら惜《お》しみなくお金を使う傾向がある。ところが、介護や看取りにともなう出費は、いくらかけたとしても、決して未来を明るく切り拓いてくれるものではない。どうなったとしても、帰結は「死」なのだ。

「また健康を回復して、元気に働けるようになるならいくらお金をかけてもいいけれど、もう回復も見込めないのに、ただお金だけがかかるなんて」とその出費を〝無駄なこと〟〝意味のないこと〟と考えてしまう人も、少なくないのではないか。そして、中には「親の介護のお金を無駄だ、と考えてしまう私は鬼だ」と自分を責めてしまう人もいるかもしれない。

しかし、「介護や看取りのお金は無駄」と発想してしまうのは、その人が親不孝や罪深い人間だからではない。「生きた投資こそ意味がある」といった考えが行きわたっているこの現代社会に生きていれば、「いつかは死ぬ親のためにお金をかけても仕方ないのでは」などと思ってしまうのも当然なのだ。

また、もっと現実的な問題として、「交通費が捻出できない」とか「仕事を休まなければならずこちらの生活が逼迫《ひっぱく》してきた」と悩むこともあるだろう。いろいろと情報を集めて「もっとこういうケアを受けさせてあげたい」と思っても、費用の関係でそこまではどうしてもできない、と断念せざるをえない場面も出てくるかもしれない。

たとえば、介護や看取りに際してしばしば聞くのが、「きょうだいが協力してくれない」という問題。

きょうだいがいる場合は、基本は「ローテーションを組んで協力し合って親を支える」ことは誰にもわかっているのだが、いざ実行するとなると、不平等感、不公平感は必ずといってよいほど生じてくる。そこで「どうして私だけ?」「なぜ兄は何もしないの?」「弟の嫁だって家族なんだから、少しは何かしたらどうなの?」と疑問がわいてくると、目の前の介護よりもそのことにとらわれて考えも動きもストップしてしまう。

まさにそんな疑問状態にある人が、診察室にやって来て、一気にまくし立てたことがあった。

「思い返せば、姉は小学生時代から、都合の悪いことはなんでも私に押しつけて、目立つことは自分がやったふりをして、先生や親からほめられていました。そうそう、中学のときだって……」

その人の問診票の「相談したいこと」の欄には、「介護のストレス」と書かれているのだ。それが、いったん「どうして?」となると、こうやって子ども時代にまでさかのいずれにしても、お金の問題で悩むのは、とてもつらいことだ。ただ、それはあくまで「自分なりにできるところまで」でいいのではないだろうか。

そして、何が「自分なり」なのかは、その人ごとに決めていいと思う。そこで、「きっとまわりの人は、〝自分の貯金を全部出して、親をもっと高級な老人ホームに入れてあげればいいのに、と思ってるだろうな〟」などとひと目を気にする必要もない。

71ページに、『週刊東洋経済』に掲載されていた「場所別の『終末期』自己負担額の目安」についての表を掲載しておこう。

どこでの介護、看取りを選ぶかによっていくらの自己負担が必要か、のとても具体的な数字が示されている。こういった試算もおおいに参考にして、ここは現実的に考えてよいだろう。「ここまでしてあげられなくて申し訳ない」と自責の念にとらわれるのはやめておこう。

看取りは計画通りにいかない

とはいえ、結婚披露宴のプランニングとは違い、介護や看取りでは「えーと、このサービスはつけて、でもこれはいらないわね」などと計画した通りには進まない場合がほとんどだ。思わぬ出費が必要なこともあれば、逆に私がそうであったように、あれこれ計画していたのに父の病状の悪化が予想以上に速くて何もできなかった、ということもある。

私は、ときどき考える。

「父のためにあれもしよう、これもしようと考えて、そのためにはいくらくらいかかるかな、と費用の準備もそれなりにしていたのに、ほとんど使わないうちに終わってしまった……。これは、お金がかからなくてよかった、と言うべきか？　それとも、たとえ私の貯金がすべてなくなってもまだ費用がかかる、というくらい父が長生きしてくれたほうが、やっぱりうれしかっただろうか……？」

父が世を去ったいまは、「当然、後者だ。いくらお金の苦労をすることになったとしても、親が長く生きてくれたほうがよかったに決まっているじゃないか」とは思うのだが、一方で「いや、待てよ」という声が聞こえる気もするのだ。もし、本当にそういう事態になったとしたら、私だって「ちょっと、もう貯金がなくなっちゃったじゃない

場所別の「終末期」自己負担額の目安

（1カ月当たり、75歳・男性の場合）

	自宅	特別養護老人ホーム（特養）
居住費	持ち家の場合：**0円** 賃貸の場合：家賃	多床式（1日320円）～ ユニット型個室（1日1970円）×30日＝ **9600～5万9100円**
医療費	在宅時医学総合管理料4万2000円、訪問診療8300円×回数、ターミナルケア加算等がかかるが……後期高齢者医療制度の高額療養費制度で **最大1万2000円**（1割負担の場合）	在宅時医学総合管理料3万円、訪問診療2000円×日数、ターミナルケア加算等がかかるが……後期高齢者医療制度の高額療養費制度で **最大1万2000円**（1割負担の場合）
介護費用	【居宅サービス支給限度基準額の1割負担】 **1万6580～3万5830円**	【施設サービス費】 ■ユニット型個室：**2万70～2万8230円** ■多床室：**1万9530～2万7990円**
その他食費	日常生活費、光熱費、食費等＝**実費**	【食費】1日1380円×30日＝**4万1400円**
合計	**2万8580～4万7830円** （居住費・食費、光熱費など除く）	**8万2530～14万730円** （ただし看取りまでケアするホームは少ない）

	介護療養型医療施設	介護付き有料老人ホーム	ホスピス
居住費	多床式（1日320円）～ ユニット型個室（1日1970円）×30日＝ **9600～5万9100円**	■入居時費用総額： **0～7000万円** ■月額利用料合計： **約16～35万円** （食費・管理費等込み）	■各ホスピスの病床の半分以上は室料無料 ■有料室料： 1日2万1000～2万5000円×30日 **＝63～75万円**
医療費	（基本的な医療費は下記の施設サービス費に含まれる）	在宅時医学総合管理料3万円、訪問診療2000円×日数、訪問看護、ターミナルケア加算等がかかるが……後期高齢者医療制度の高額療養費制度で **最大1万2000円**（1割負担の場合）	1日定額3万7800円×30日＝113万4000円の1割負担で11万3400円だが……後期高齢者医療制度の高額療養費制度で **最大4万4400円**
介護費用	【施設サービス費】 ■ユニット型個室： **2万3910～4万110円** ■多床室： **2万2820～4万20円**	**1万7130～2万5530円**	
その他食費	【食費】 1日1380円×30日＝ **4万1400円**	（食費等は月額利用料に含まれる）	【食費】 1日780円×30日＝ **2万3400円**
合計	**7万3820～14万610円** （ただし2017年度末廃止予定）	**約19万～39万円** （ただし看取りを拒むホームも。入居時費用除く）	**6万7800～81万7800円**

※医療費は自己負担上限で計算
※表中の金額は概算例、施設等によっては異なるケースもある。介護費用は要介護度によって異なるため、要介護度1～5の自己負担上限額の幅で表示（地域によって加算されることもある）。ホスピスの有料室料は聖ヶ丘病院（東京・多摩市）の例

（出所）「週刊東洋経済」2010年9月11日号より作成

の。いったいいつまで生きるつもりなのよ」と不満を言いはじめなかったとも限らないではないか。

結局、親の介護や看取りに関しては、なるようにしかならないのだ。また、起きてしまった結果に対しては、後に残った人たちは、すべてを「これでよかったのだ」と受け入れ、認めてよいのではないか。

もっとこうしてあげれば……。

どうしてああしなかったのだろう……。

そんな心残り、後悔は、誰にでもあり、そして放っておくといつまでも残ることだろう。

しかし、私はこう思うのだ。

すでに世を去った親が、そうやって嘆《なげ》き悲しむ子どもを見て何か思っているのかどうかは、いわゆる「死後の世界」に懐疑的な私にはわからない。ただ、少なくとも元気なときの親に「自分が死んだあと、子どもにいつまでも後悔、反省しながら暗い人生を歩んでもらいたいと思う?」と聞いたとして、「そうしてもらいたい」と答える人がはたしてどれだけいるだろうか。

ほとんどの親は、こう答えるはずだ。

「いや、そんなことは思わない。なるべく早く立ち直って、あなた自身の人生をまた歩んで行ってほしい。それが私の願いだよ」

何をどうやっても、親が亡くなったということじたい、悲しく悔いが残ることなのだ。

だとしたら、自分なりにできることを、無理のない範囲でやっていく。いつどんな場合でも、それが「最良の介護、看取り」と言えるのではないだろうか。

第3章　看取りと心の問題

——「介護うつ」と「罪悪感」との戦い

増える「介護うつ」

自分が若いときは「若い患者さん」が多かったが、四〇代、五〇代と年を重ねるうちに、なんとなく診察室で会う患者さんの年齢も上がってきた。もちろん、二〇代、三〇代で出会った患者さんが〝長いおつき合い〟となっていっしょに年を重ねることもあるが、初めて会う、つまり初診の患者さんの年齢も上がってくるのだ。

これはおそらく、初診の予約の電話のときに受付のスタッフが気をきかせ、「おいくつですか？　五二歳？　……だとしたら、あの先生に」とできるだけ年齢の近い医師に振り分けている結果だろう。

そのせいか最近、ストレスの原因が「介護」という人に会う機会が増えてきた。とはいえ、最初からあらかじめ記入してもらう問診票に「介護の相談で来ました」などと書く人は、まずいない。

後から再び触れるが、その人たちは「介護」を「悩み」や「ストレス」ととらえることじたい、いけないことだと思っていて、そう書き入れることができないのだ。

四八歳だというマドカさんも、そんなひとりであった。

診察室に入ってもらう前に問診票に目をやると、その「今日、相談したいこと」の項目には、「仕事のストレスでうつ気味のようです。仕事に集中できない、からだがだるい、食欲がない」といった〝自己申告〟が書かれていた。「誰とお住まいですか？」というところには「ひとり暮らし」と、結婚歴を書き入れる欄には「なし」と書かれているところを見ると、シングルなのだろう。

マドカさんを診察室に呼び入れると、ベージュのスーツに身をつつみ、いかにも「仕事のできる女性」というイメージであった。とはいえ、物腰はとても柔らかく、言葉も控えめである。私は問診を進めた。

「えーと、お仕事のストレスということですが」

「そうなんです。お恥ずかしい話なのですが、今年になって異動があって、入社以来、一度もやったことのない業務につくことになって」

仕事に関係した話題を中心に対話を続けていると、マドカさんの携帯電話が鳴りはじめた。

「あ、ごめんなさい、ちょっと出ていいですか」と申し訳なさそうに電話に出たマドカさんの会話は、同じ部屋にいる私にも聞こえてくる。

「え、お父さんがまた……？　うーん、今日はすぐには行けそうにないな。先生に連絡してみて、必要だったら救急車呼んで連れて行ったら？　……いや、それはムリ。とにかくちょっと後からもう一度、電話するから」

電話を切ったマドカさんは、「すみません、えーと、会社の話でしたっけ」と元の話題を続けようとしたが、私としてもいまの会話を無視するわけにはいかなかった。「なんだかたいへんそうですね」と水を向けると、「ごめんなさい」と頭を下げた後、意を決したようにいま直面している介護問題を語りだしたのだった。

マドカさんの実家は、いまの会社や住まいから電車で三時間ほどかかる不便な場所にある。母親は七七歳、父親は七九歳。ふたりとも七〇代半ばまでは元気で暮らしていたのだが、ここ数年、父親に急激に認知症の症状が出てきた。突然、「胸が苦しい」などと訴えだしては病院に駆け込むが、検査をすると何の異常もない、といったことを繰り返している。「苦しい」と言いだすと母親も落ち着かなくなり、仕事中でも何でも、こうしてマドカさんに電話をかけてくるのだそうだ。

マドカさんには弟がいるのだが、子どもが中学受験で忙しく、両親のことを頼むわけにはいかない、とマドカさんは目を伏せた。介護サービスは利用していないのか、と尋ねると、「父親がとにかく、他人を家に入れるのをいやがるものですから」とのことであった。

「いや、お仕事のこともたいへんですが、お父様の介護のほうがもっと深刻じゃないですか」

私が思わず大きめの声で言うと、マドカさんは「はあ、すみません、私がだらしないもんで」と歯切れ悪く返事をした。

「たしかにたいへんと言えばたいへんなのですが、実の親ですしね……。同居してもっとたいへんな思いをしながら世話をしている友だちもいるんです。自分だけしんどい、なんて言っちゃいけないような気がして……」

とくにマドカさん世代になると、まだ子どもの頃から「親孝行はあたりまえ」と繰り返し教えられてきていることもあり、「介護がしんどい」と思うことにさえ、罪悪感を覚えている人も少なくない。家族も本人も、「介護サービスに頼りたくない」と思っている場合もある。そうなると、ますます家族の負担は増える一方だ。

マドカさんは、仕事のストレスによるうつ病ではなくて、「介護うつ」に陥っていると考えられた。

こういった場合は、まずは遠慮なく「あーあ、遠く離れて住む両親の世話ってたいへん」と認めるところから、始める必要がある。私は、もっとしんどさを話すように促した。

「ほかに介護のことで困っていることはないですか？　自分の時間も確保できなくてたいへんでしょう。弟さんだって、いくら子どもの受験とはいえ、もう少しやってくれてもいいですよねえ？」

私はマドカさんの治療を、「介護で自分だけが苦労している」という理不尽さを認めることから始めよう、と思ったのだった。

ただ、マドカさんの場合は、「いっしょに住めないことじたいが親不孝」という思いがとても強く、なかなか「どうして私だけがこんなにたいへんな思いをしなくてはならないのでしょう？」とはならなかった。

このように、介護の問題、とくに親と離れて暮らしながらいわゆる遠距離介護をしている子どもたちは、まずは「いっしょに住んでいない」という最初の段階でつまずき、自分を責めたり「これからでも実家に戻るべきか」と迷ったりして、なかなか次のステップに移れない場合が多い。

昔にさかのぼって後悔してしまう人たち

中には「そもそも、どうして私は実家を離れてしまったのだろう」「なぜいつかは親も年を取る、ということを考えに入れなかったのだろう」と昔の自分にまで戻って、あれこれと後悔する人もいる。

実は、私自身もそうだった。というより、いまだに小樽にひとりで住む母親に何かあるたびに、「やっぱり数年間でも帰ることにしようか」「親がこういう状態なのに、どうして私は東京で仕事してるんだっけ？」などと悩んでしまうことがある。

自分の話になってしまうが、私は東京の大学を卒業した後、実家から近い札幌《さっぽろ》にある大学病院で研修医になった。その後は、札幌の病院などに勤務し、実家から通勤したこともある。当時は、医者の人事権は大学病院の教授が持っていたのだが、まわりの医局員たちのあいだで私に関して「彼女は、次はあそこの僻地《へきち》の病院だね」という噂が出たことから急に不安になり、関東地方の病院への異動を申し出た。三〇代前半のことであった。

そのときは両親も、「大学病院に戻れないなら、関東の病院で腕を磨くのはいいのではないか」と私の決断に賛成してくれた。しかし、後になってから冷静に考えてみると、僻地への異動というのも本当だったのかどうかもわからないし、たとえ僻地だったとしても北海道内であれば両親と気軽に行き来することもできたかもしれない。

それに、あのときは「私は僻地での医療なんてできるわけない」と思い込んでいたのだが、実は僻地医療はやりがいもあったはずだし、私だって必死にがんばれば何とかできたはずなのだ。なぜあそこまで「僻地はムリ」と思ったのか、「それよりも関東で働きたい」と考えたのか、いまになってみると、自分でもまったくわからないのだ。

そして三〇代で再び関東に移ってから、私はずっと埼玉県や東京都の病院や診療所で働きつづけている。地域は変われど病院はいずこも忙しく、長期に帰省するのもむずかしくなった。

そのうち、両親に若い頃には予想もできなかったような問題があれこれ出てきた。六〇代で父親は大きな病気をし、手術して回復はしたのだが、それまでのような過酷な働き方はできなくなった。運動神経のすぐれていたはずの母親は、歩行中に自動車と接触し、全身を打撲《だぼく》する事故にあった。

健康のことだけではない。小樽は過疎化が進み、近所の商店街も次々、店舗が閉鎖。掃除などの手伝いに来てくれていた女性も、高齢になって息子に呼び寄せられて小樽を離れることになってしまった。そうなると、買い物や掃除など日々の生活のことまで不自由が出てくる。近くにいればまだ、「じゃ、今日、仕事帰りに寄るね」と言えるが、電球ひとつ取り替えるために、東京から飛行機に乗って駆けつけるわけにはいかない。

そのうち、先述したように父親が再び入院し、亡くなった。母親は父親の介護からは解放されたが、そのかわりに深い悲しみを得て、なれないひとり暮らしをすることになり、はっと気づくと自分もあれこれ健康の問題を抱えている。問題はまったく解決していないどころか、ますます悪化しているとさえ言える。

週末などに実家にあわただしく帰って、母親の手伝いをするどころか、逆に食事などを作ってもらって食べて、短時間おしゃべりをして寝て、朝にはまた東京に戻る。母親をひとり残して実家の玄関を出るたびに、私はつい思ってしまうのだ。

「こんなことをして、何になるのだろう……。母親に心細い思いをさせてもするほど意義のある仕事が、本当に東京で待っているのだろうか。そんなのは、私じゃなくても別の誰かでもできるのではないか。私がいまやるべきなのは、母親といっしょに住んで安心させることではないだろうか……」

しかし、いざ東京に戻って、大学や病院に出勤すると、そんなことはあっさり忘れて目の前の仕事に追われたり、雑誌やマンガ本を読んで笑ったり泣いたりする、というふうにいつもの生活に戻ってしまうのだ。

そんな迷いや悩みが大きくなってくると、私はよく、同世代の人たちが書いた介護体験記を読む。そして自分以外の人たちの壮絶な苦労などを目にして、「私なんかまだまだラクなほうだ」と自分に言い聞かせたり、「こんなに立派な人でも悩むんだな」とひそかにほっとしたりするのである。

同世代の尊敬するノンフィクション作家、最相葉月《さいしょうはづき》さんが雑誌に書いた介護体験エッセイを読んだときも、「この人でさえそうなのか」と思った。

郷里の両親を長く遠距離介護する最相さんは、ある日、娘にどんどん依存的になる病床の父親に、ついこんな言葉を投げかけてしまったという。

「あなたたちは娘がいてよかったね！　子どものいない私は、こうなったらすぐに自殺しなければならないし！」

科学エッセイを得意とするあの最相さんとは思えないような、激しく感情的なことばである。驚きつつも、「このあと、最相さんはどんなに自分を責めただろう」と胸が痛んだ。そして同時に、「私だって立場は同じだ。子どもがいないのだし、いつかは母親も遠距離介護するときがやってくる。そのときにはもっとひどいことを言わないとも限らない。そもそも自分の介護は誰がしてくれるのか」とわが身を振り返り、不安にもなってしまった。

身近にいる同じような境遇の友だちとは、よくこう言い合って慰《なぐさ》めあう。

「いまの時代、シングルや子どものない夫婦は大勢いるんだから、介護のスタイルも次第に変わってくるはずだよね」

「介護してくれる子どもがいなくても、行政がなんとかしてくれるよ」

しかし、そこには何の保証もないのだ。これからますます日本の財政が厳しくなることが予想され、介護保険サービスがいまより充実するとはとても期待できない。社会学者の上野千鶴子《うえのちづこ》さんは最近、よく「在宅おひとり死のすすめ」について語っているが、たしかに「いつかは〝お上〟が何とかしてくれる」と非現実的な期待をするよりは、「自分はおひとり死でけっこう」と割り切ったほうが、悩みがひとつ減るかもしれないのは確かだ。

「負け犬介護地獄」の時代がやってくる

では、親の側はどう思っているのだろう。

親も、なんとしても子どもに自分の近くに住んでもらいたい、介護も看取りもできれば子どもにしてもらいたい、と願っているのだろうか。

二〇一〇年に内閣府が行なった「介護保険制度に関する世論調査」では、「仮に、自

どこで介護を受けたいか？

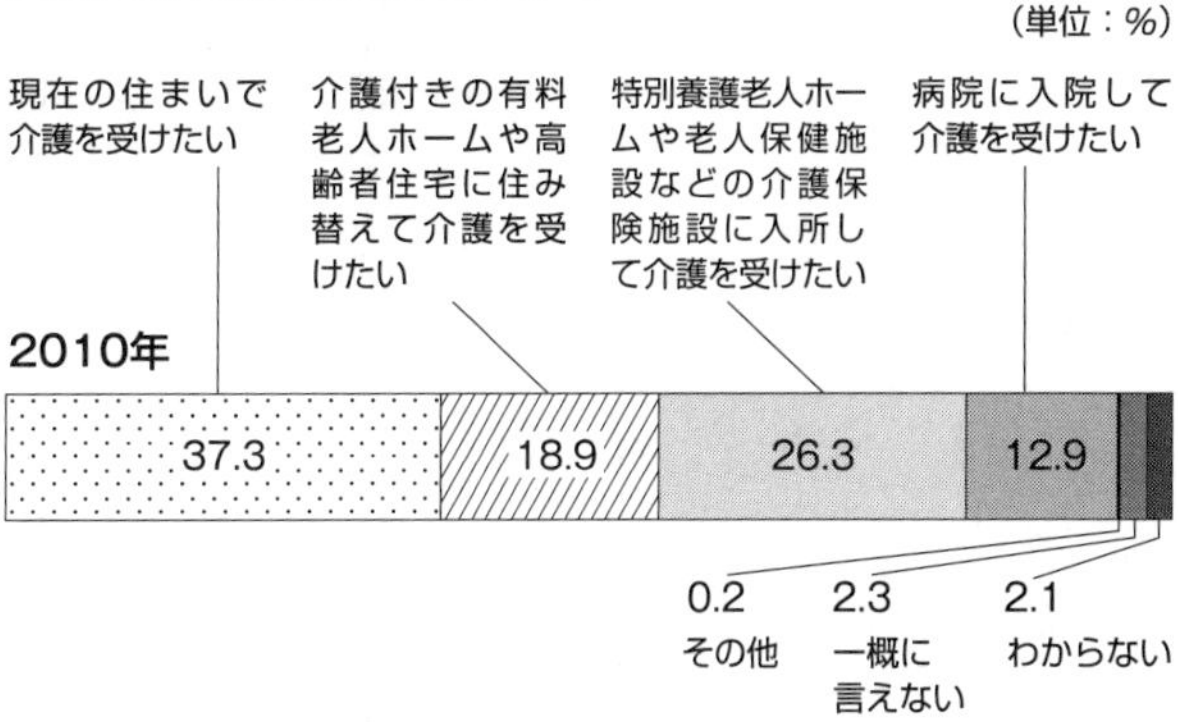

自宅での介護だとしたらどのような形がよいか？

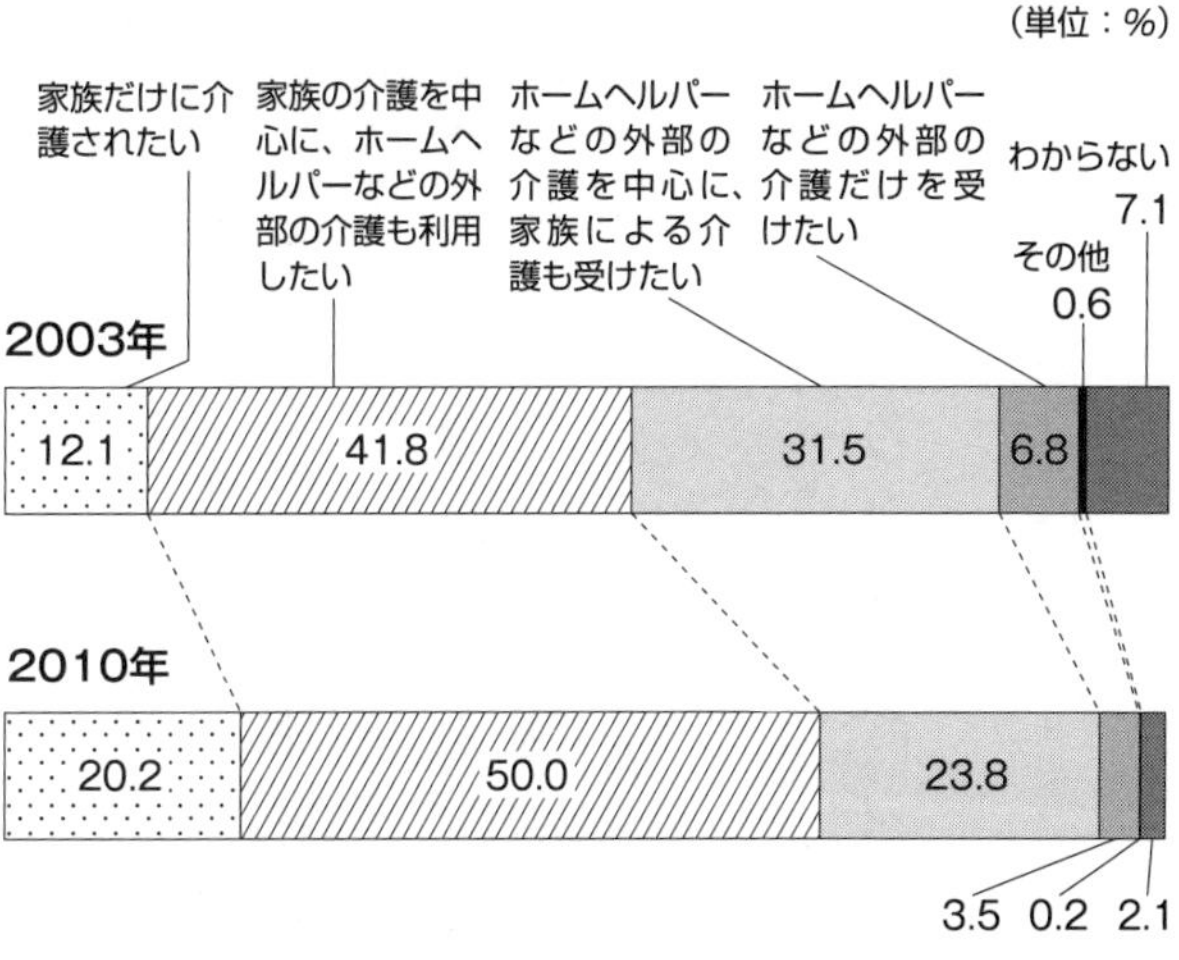

（出所）「介護保険制度に関する世論調査」（2010年内閣府）および
「高齢者介護に関する世論調査」（2003年内閣府）より作成

分自身が老後に寝たきりや認知症になり、介護が必要となった場合に、どこで介護を受けたいと思うか」という質問に対し、「現在の住まいで介護を受けたい」という答えは三七・三％と、「特別養護老人ホームや老人保健施設などの介護保険施設に入所して介護を受けたい」の二六・三％、「介護付きの有料老人ホームや高齢者住宅に住み替えて介護を受けたい」の一八・九％よりもやや高くなっている。

そして、「（自宅で介護されるとしたら）どのような形の介護を受けたいか」という質問には、「家族だけに介護されたい」という回答が二〇・一％、「家族の介護を中心に、ホームヘルパーなどの外部の介護も利用したい」が五〇・〇％。つまり、七割以上が「家族中心で」と答えているのだ。

これに対して、「ホームヘルパーなどの外部の介護を中心に、家族による介護も受けたい」の二三・八％、「ホームヘルパーなどの外部の介護だけを受けたい」の三・五％、といった「外部の人中心で」は合計三割にも満たない。

その七年前に行なわれた前回の調査（二〇〇三年「高齢者介護に関する世論調査」）と比較してみると、「家族だけに介護されたい」という回答の割合が上昇し（一二・一％→二〇・二%)、「ホームヘルパーなど外部の者の介護を中心に、家族による介護を受けたい」の割合が低下(三一・五%→二三・八%)というように、これほど介護サービスが商品化されているのに、「家族で」と望む人がむしろ増加しているのだ。

また、二〇〇三年の「高齢者介護に関する世論調査」では、「家族の中では、主として誰に身の回りの世話を頼むつもりか」という質問への回答は、多い順に①配偶者(六〇・七%)、②娘(一七・三%)、③息子(七・二%)、④嫁(六・〇%)、⑤その他の親族(一・四%)、⑥婿(〇・二%)。親の介護において、娘が担う役割はこのようにとても大きい。

最近は、著名人といわれる女性たちの介護体験記も続々、出版されている。久田恵《ひさだめぐみ》『家族だから介護なんかこわくない?』、島田玲子《しまだれいこ》『伴走の記　母をおくるその日まで』、落合恵子《おちあいけいこ》『母に歌う子守唄』、高野悦子《たかのえつこ》『母―老いに負けなかった人生』、安藤和津《あんどうかづ》『オムツをはいたママ』などなど。一方、すでに亡くなった母親との確執を描いた手記、中山千夏《なかやまちなつ》『幸子さんと私』、佐野洋子《さのようこ》『シズコさん』もある。娘と親たちの関係は複雑なのだ。

上坂冬子《かみさかふゆこ》さんともなると、さすがに自分自身の親の介護体験記にも『一度は有る事』（中公文庫、一九八四）と客観的なタイトルをつけているが、それでもあとがきには「読者からの手紙は楽しみだが、今回だけは遠慮してほしい。」と記している。親の老い、病気、介護を完全に客観的に論じて、平然としていることは誰にもできないのだ。

いずれにしても、いまなお本音のレベルでは、「介護は施設ではなく自宅で。嫁や息子にではなく、できれば娘に」と願う親が多いようなのだ。そうなると、先のマドカさんのように、これからはシングルで仕事を持ちながらひとりで両親の介護を、という何重もの負担を抱える女性たちが増えることは確実だ。

ただでさえまじめで責任感の強い彼女たちを、物理的、経済的、心理的に支える社会保障システムを整えなければ、すぐにでも〝負け犬介護地獄〟がやって来る。

結婚して家族を持つ女性は、「こっちは子育てや夫の世話の上に介護があるのだから、もっとたいへんよ」と言うかもしれない。それも事実なのだが、妻や母といった別の役割がなく、ひたすら「病気の親を介護する娘」でいるしかない、という状況が、介護するシングル女性を心理的に圧迫するのは、マドカさんの例を見てもわかるだろう。

寝たきりの父親とふたり暮らしの女性が、話していた。

「夜、父親が寝入ってやっとほっとするんだけど、父の部屋を出てもそこに夫や子どもがいるわけではない。そこからひとりで自分の部屋に向かって、パソコン開いてやり残した仕事を片づけるだけ。どこまで行っても〝介護中の娘〟のまま」

それでも二〇〇〇年四月から施行された介護保険法は、介護を受ける人にも介護をする人にも大きな恩恵を与えた。現在の利用者はすでに四〇〇万人を超え、二〇一四年には要介護認定者は六四〇万人に達するという推計もある。

しかし、介護給付費も予想以上の膨張が続き、財政は早くもピンチに追い込まれつつある。そこで、二〇〇六年四月には、利用者の自己負担の増加も含んだ介護保険制度改革関連法が施行された。さらに、現在、介護保険の被保険者、つまり保険料を納めるのは四〇歳以上だが、次の法改正では「四〇歳未満からの徴収」も現実のものとなりそうだ。

しかも、この介護保険制度と雨後のタケノコのように増殖した介護ビジネスは、いまだに試行錯誤の段階にあるとも言われている。さまざまな問題点をあげればきりがなく、現場で働く人たちも重労働、低賃金にあえいでいる。

そもそも介護保険制度じたいが本人や家族が情報を集めて申請し、自分で選ぶ自己責任を原則とするものだ。小学校の入学通知のように、ある年齢になったら行政から案内書が届く、といったこともない。そのため、介護保険の存在すら知らなかった、知ってはいたがいったいどうすればいいのかわからない、といまだに申請に至らない人さえ少なくないという。

また、先ほどのマドカさんの両親のように、「家に他人は入れたくない」「お上のお世話にはなりたくない」といった理由で介護サービスを拒否する人たちもいる。とくに親の近くに住んでおらず、遠距離介護をする子どもにとっては介護保険は強い味方なのだが、「そろそろ介護認定を受けては?」と勧めただけで、母親に「バカにしないで!そうやって私を老人ホームに入れようとしているんでしょう!」と拒絶された、という声もある。

また、いざ親が介護認定を受けて、サービスを利用するとなっても、ケアステーションなどの業者選びもひと苦労だ。まわりに介護経験者もいない環境で、仕事と自分磨きひとすじに生きてきたような女性が、いきなり「高齢者を狙う悪徳業者に引っかからないように」などと言われても、何を手がかりに選べばよいか、と困惑するばかりだろう。

いつまでも親に甘えたい子どもたち

では、いろいろな手配がすんで、サポートしてくれる人も見つかり、介護が軌道に乗りはじめたらそれで万事解決か、というと、そうはいかない。

それどころか、親の介護の本当の苦労は、現実的な問題がある程度解決してから始まる、と言ってもよい。

そのひとつは、親と離れて暮らすマドカさんや私のような子どもの場合は、「本当はいっしょにいたほうがいいのでは」、「どうして親を見捨てるようなことをして自分だけ都会に来てしまったのか」といった「罪悪感との戦い」だ。

その「罪悪感」について考える前に、もうひとつ別の問題について触れておきたい。

それは、「親との役割交代」に伴う葛藤、割り切れなさの問題だ。

キャリア世代の女性のロールモデルのひとりである評論家の光野桃《みつのもも》さんは、二〇一一年五月に実母の看取りの話を中心にしたエッセイ集『実りの庭』（文藝春秋）を出した。その中にこんな箇所がある。

「私は母と役割を交代することで、介護の日々をオカアサンとして生き延びた。そしてそのとき、ひとは幾つになっても、たとえ八十歳の老人であろうとも、母親に甘えたい、可愛いと言ってほしいのだと知った。だれでも、お母さんに優しくされたいのだ。人間のごく根源的な心がそれを欲する。」

いくつになっても、親は親でいてほしい。なんでも話を聞いてもらいたいし、ときには甘えたりもしたい。

その子ども側の気持ちが、介護や看取りの問題をより複雑にしている。自分はあくまで守ってもらう側、慰めてもらう側にいたいと思っているので、自分のほうが主導権を握って親の世話をしたり元気づけたりしたくない、という無意識の抵抗が働いてしまうのである。

では、子どもはいったい何歳まで、「親に甘えたい」と思うのであろうか。

二〇〇八年に亡くなった評論家の俵萌子《たわらもえこ》氏は、六五歳のときに九二歳の母親を失った。常識的に考えれば「大往生」であるが、著作の中で「予想外の悲しみに襲われて、時折、ひょいと涙が出る」と書いていた（『子どもの世話にならずに死ぬ方法』中公文庫、二〇〇九）。

しかも、同著の中で俵氏は、その悲しみの理由を自分でこう分析している。

「だれのために本を書けばいいのかわからなくなった。いまだ、私はその困惑の中にいる。しかし、いつまでも、こうしているわけにはいかない。母の死は、もの書きである私に、最後の〝自立〟をつきつけているのだろう。」

社会問題から女性問題までを縦横無尽に語り尽くす評論家として知られる俵氏が、母親を亡くして「だれのために本を書けばいいのか」と言っているのである。ということは、これまで俵氏は自分の母親のために本を書いていた、というのだろうか。

私は「俵さんにしてもそうなのか」とショックを受けて、その後、実際に対談する機会を得られたときに、それを尋ねてみたことがある。

「以前、ご著書でお母様のことを書かれた箇所を読んだのですが、俵さんはお母様のためにご本を書かれていた、ということでしょうか？」

　すると俵氏は「ああ、あれね」と笑いながら、こんな話をしてくれた。

「もちろん、母親だけのために書いていた、なんてことはないですよ。ただ、習慣として、本が完成すると母親に真っ先に見せていたのね。すると中身はともかく、『よくできているわね』、『きれいな表紙の本ね』なんてほめてくれたの。それをしてくれる人がいなくなっちゃったんだな、と思うとなんだか拍子《ひようし》抜けしたわね」

　細かい文言までは正確ではないのだが、とにかく「いちばん最初に見せる人がいなくなった」ということであった。

　私は、母親に読ませるためだけに評論活動をしていたのではなかったのだ、と安堵《あんど》すると同時に、「俵さんほどの人になっても、母親に『よくできたわね』とほめられるとうれしいものなのだ」とそれはそれでちょっとした驚きを感じた。

　そして、当時、四〇代だった私は、「もし自分が六五歳になるまで親が存命だったら、私も〝ほめられたい〟と思うのだろうか。あるいは、そのくらいの年齢で親を失っても、〝ほめてくれる人がいなくなった〟と大きな悲しみを味わうのだろうか」と暗澹《あんたん》たる気持ちになった。私としては、人生の先輩には、「五〇歳、六〇歳ともなると、親が亡くなってもなんとも思わない」くらいに言ってもらいたかったのである。

対談の席で俵氏は、さらにショッキングなことを教えてくれた。

「母親の場合は、実はそうでもなかったのよ。私が本当に悲しかったのは、父親が亡くなったときのほうね」

実際に俵氏は、父親が亡くなった後、父親が好きだったという群馬の赤城山《あかぎさん》に土地を求め、そこに美術館兼自宅を建てて亡くなるまで住んでいる。「亡くなった後のほうが、いつも父といっしょにいられる、という気持ちが強くなった」とも言っていたが、いずれにしても当時は私の父親もまだ健在だったので、「これほど社会的地位のある人でも、これほどの年齢の人でも、両親の死をこうやって引きずるものなのか」と自分にもやって来るその日を想像して恐怖に震えたものである。

俵氏の著作を読み、対談をしてから、私は五〇代以上になってからもなお、存命か他界しているかにかかわらず、親への尽きせぬ思慕《しぼ》を語る人の文章を集めるようになった。エッセイもあれば新聞への投稿もある。

すると、そういう人たちは決してめずらしくないことがわかってきた。

九〇代の母親のからだが衰え、もうあのおいしい味噌汁を作ってくれなくなった、と嘆く七〇代の男性。八〇代で亡くなった父親の日記を読み返していたら、五〇代の自分を気づかう記述があちこちに見つかり、「こうやって心配してくれる人はもういない」と悲しみを新たにした、という五〇代の女性。

「子どもが何歳以上になれば、もう親に甘えたいとは思わない」という線引きはなく、結局、「何歳になっても子は親に甘えたい、守ってもらいたいもの」というのが答えのようだ。

そして、最近になって「いつまでも親に甘えたい子ども」の究極の形を私は目にした。

二〇一一年に一〇〇歳を迎えた柴田《しばた》トヨさんの第二詩集『百歳』(飛鳥新社)には、短歌も掲載されているのだが、その中にこういう作品があるのだ。

「九十になりても恋し父と母／夢の中にて手を引かれいる」

この詩集にはトヨさんの語り下ろし自叙伝も載っているのだが、その中にも母親への思慕を語る箇所があり、そこにはこう記されている。

「こんな年になっても、まだまだ母は恋しいんです。」

一〇〇歳になっても、人は両親を恋しく思い、手を引いてもらいたい、と願うものなのだ。だとすると、四〇代、五〇代などの年齢で「これからは私が親を守らなくては」と介護する側にまわるためには、相当の意志の力が必要ということになる。

悲しみが怒りに変わるとき

よく認知症の親に暴力を振るって傷害事件や殺人事件を起こして逮捕される中年がいるが、彼らの中にも、この「私だって親に甘えたいのに」という気持ちがあるのではないか。

診察室にも、逮捕されるまではエスカレートしなくても、現在、介護をしている親に手を上げてしまったり、遠距離で介護を必要としている親に電話で暴言を浴びせてしまったり、という相談をしに訪れる人がときどきいる。

実の親にそんなひどいことをするなんてよほど粗暴な子どもなのではないか、と思う人もいるかもしれないが、決してそうではない。彼らの多くは、親に大切にされて育ったきちんとした人、しっかりした人なのである。

軽い認知症でひとり暮らしを続ける母親の介護のために週末は郷里に通っている、という五〇代の男性は、こう言っていた。

「母はもともと読書好きで、とても聡明な人でした。いまでもその面影は残っていて、いつも本を手にしているのですが、その内容はさっぱり頭に入っていないようです。歴史小説の大ファンの母は、『池波正太郎《いけなみしょうたろう》の新刊が出たから買ってきた』と同じ文庫本を何度も買い直しています。何度、『池波正太郎なんてもうとっくに死んだんだから、新刊なんて出るはずはないよ』と説明しても、そのときは『へー』なんて聞いているのですが、すぐに忘れてまた本屋に出かけようとします。

週末、仕事でクタクタになりながら実家に行くと、いつもまた同じ本が増えているのです。そういうのを見ると、ついキレてしまうんですよ。いや、キレるというより、なんとも言えない切なさが抑えられなくなるというか。

私に、この本を読みなさい、あの作家はおすすめよ、といつも教えてくれた母が、本当にこわれちゃったんだろうか、と。そんなはずはない、という気持ちと、いやこれが現実なんだ、という気持ちとが同時にわき起こってきて、そうなると自分を止められません。先週も母親が買い込んだ本をビリビリに割《さ》いて、投げつけてしまいました……」

そういう子どもじみた行動を取れば、母親ははっと正気に返って、「なんてことするの。本は大切にしなければだめじゃない。そうそう、村上春樹《むらかみはるき》は今年もノーベル賞を逃したわね」などと、昔と同じ〝賢い母親〟に戻るのではないか、と思ってしまったのだろうか。しかし、そんな奇跡が起きるわけはなく、荒れ狂う息子を母親はうつろな表情で見つめるだけだったと言う。

つまり、この男性の場合、乱暴な言動を招いたのは、遠距離介護そのもののストレスや親への敵意などではなかったようだ。「どうして以前のお母さんじゃないの？　どうして僕を守ったり叱ったりしてくれないの？」という悲しみが怒りにかわり、それが感情や行動の爆発につながっているのだ。介護している親に暴力を振るう、という人たちも、多くがこれと同じなのではないか。

いつまでも、親は自分より賢く、力強い存在であってほしい。間違ったことをしたり言ったりすることはなく、むしろ間違いそうな自分をいさめたり導いたりする存在であってほしい。

一〇〇歳になるトヨさんでさえ「親が恋しい、甘えたい」という気持ちがあるのだから、その願望じたいを持たないようにすることは、おそらく誰にとっても無理なのであろう。

しかし、子ども側のその願望は、ときとして「自分こそが親をケアして看取らなければならないのだ」という決意を遅らせたり、介護の日々の中で心の動揺を招いたりすることも事実だ。

ここは、「いくつになっても親に甘えたい、守ってもらいたい、という気持ちになってしまうのはあたりまえ」と思いながらも、その感情の部分と、「でも、実際には親は高齢でケアを必要としているのだから、自分が世話をしなくては」という理性や意思の部分とは、分けて考えておいたほうがよいだろう。

とくに親が認知症を発症している場合には、たとえ昔は聡明で賢かったとしても、単純な計算もできなかったり曜日や月日を間違ったり、という場面にも遭遇することになる。その姿を見て、「あのしっかりしていた親がこんなになってしまうとは」と悲しく思うのは、当然のことだ。

この場合も、その「悲しい、情けない」という感情と、「でも高齢になれば認知症を発症するのも当然なんだ、認知症になればこういう症状もつきものだ」と理性的に考える部分とは、なるべく分けておくべきだ。そして、「お母さん、どうして靴下を冷蔵庫にしまうの？　悲しいな」と思っても、すぐに「でも、これも症状のひとつなんだ。あの本にも書いてあったじゃないか」と理性的に考えるようにすれば、「悲しみ」はそれ以上、怒りや憤りといった激しい感情にまで発展しないですむのではないだろうか。認知症の親も丸ごと受け入れろ、とは言わない。あくまで以前の強く賢かった親が私の本当の親、と思えばよい。

そのように、感情と理性をしっかり分けておくためにも、少々つらくても、いま親が直面しているからだの病気や精神疾患、認知症などの神経疾患について、入門書を読んだりセミナーに参加したりして、正しい知識を得ておくことはとても大切だと思う。

そして、できればこの知識習得は、実際に親がそういう状態になる前に、「一般常識として」というつもりで行なっておくほうがよい。その段階であれば、それほどのつらさを感じることもなく、「なるほど。そうなる人もいるのか」と半ば他人事として学ぶことができるはずだ。

しかし、すでに自分の親がそういう状態になっていたとしても、遅くはない。受験時代などを思い出して、「これは向上心を満たすための勉強なのだから」と感情を切り離して学習することで、目の前の困難にも比較的、冷静に対処できるようになるはずだ。

「罪悪感」というやっかいな問題

高齢になった親を介護する子どもの多くが感じるのが、「罪悪感」という感情である。

これは、きちんとケアができている、できていない、同居や近所に住んでいる、遠距離生活である、といったことにかかわりなく、多くの子どもの中にある感情だと考えられる。

この罪悪感には、大きく分けて次のようなものがある。

①サバイバーズ・ギルト

東日本大震災のあと、しばらくの間、被災地にいるわけではないのに入浴できない、外食に行けない、洋服などの買い物ができない、という人がいた。この人たちの中には、単なる自粛《じしゅく》ムードに乗ってそうしたのではなく、「被災地の人たちに申し訳ない」という罪悪感から平時の生活が送れなくなった人たちもいるようだ。診察室ではもっとはっきり、「私はのうのうと生き延びてよかったのだろうか」「私のような人間こそ、津波にあうべきだったのではないか」などと口にした人もいた。

たいへんな目にあっている人を見たときに、「私は無事で申し訳ない」と思うのは、「サバイバーズ・ギルト（生き残った人の罪悪感）」と呼ばれる心理だ。

このサバイバーズ・ギルトは、もともとナチスによるホロコーストを生き延びた人々が強く訴えたことで研究され、明らかになったものだ。ほかにも犯罪や事故を生き延びた人が、「私だけどうして助かったのか」「仲間を見捨ててしまったのでは」などと自分を責めるような発言をすることがあるが、これもサバイバーズ・ギルトだと考えられる。

このサバイバーズ・ギルトは、周囲の人たちが「そんなことを感じる必要はない。助かったことには意味がある」などと励ますうちに、少しずつ薄れていくことが多い。しかし、身近に被災者や被害者がずっといる場合や、もともと自己を否定しがちだった場合などは、長く続いて日常生活に支障を来すことも少なくない。

今回の震災では、このサバイバーズ・ギルトが、被災地にいて助かった人や被災者を身近で見ていた支援者のみならず、遠くに住んでテレビなどで被災状況を見ていた人にも起きた、と考えられる。

そして、高齢になってからだが弱ってきた親を持つ子どもにも、このサバイバーズ・ギルトに似た感情が生じることがある。

それは、わかりやすく言うと「自分だけ若くて元気でごめんなさい」という感情だ。その罪悪感のために、ただでさえ介護でたいへんな日々なのに、さらに自分の趣味を楽しんだり旅行に出かけたりおいしい食事を食べたり、ときには仕事などで社会と接触することまでを〝自粛〟してしまう子どももいる。

二〇〇九年四月に自ら命を絶ったタレントの清水由貴子《しみずゆきこ》さんも、母親の介護を通してこのサバイバーズ・ギルトを強く感じていた可能性がある。清水さんの妹、清水良子《よしこ》さんは同年十一月、母親の介護に尽くした姉の最期の日々を『介護うつ――お姉ちゃん、なんで死んじゃったの？』（ブックマン社）という本にまとめた。

同書によると、清水さん姉妹が幼いときに父親は病気で他界した。以来、母娘は貧しいながらもいつも協力し合って一生懸命、生きてきた。途中で由貴子さんが芸能界に入ることになり、一家の生活は大きく変わった。経済的にも余裕ができて、家族で旅行に出かけたりすることもできるようになったという。由貴子さんは恋愛や結婚も眼中になく、ただひたすら「家族のために」と働きつづけた。

しかし、そんな幸せは長く続かず、母親の持病であった糖尿病が悪化。視力も衰えて転びやすくなり、全面的な介護が必要になったのだ。

この時点で、公的な介護サービスを可能な限り利用したり、母親を医療機関やケアつきの老人ホームで看てもらったりする選択もあっただろう。ところが、由貴子さんが選んだのはそのどちらでもなく、自らの「芸能界引退」であった。妹は飲食店で働いていたが、それはこれまで通り続けるように勧め、自分が家で母親を介護するから、と半ば強引に二〇〇七年、由貴子さんは芸能活動から身を退いたようだ。

それまでの華やかな生活とは一転して、家でひたすら母親の世話をする日が続く。完璧主義の由貴子さんは、「食事を食べてくれない。おいしくないのかも」「5種類もおむつを試したが、かゆがる」などと悩みを深めていった。自分の収入で建てた念願の一戸建てで母親が転んで骨折したのも、「私のせいだ」と自分の責任だと考えていたようだという。

この頃の由貴子さんの心の中にあったのは、「母親がこんなに弱っているのに、私だけ楽しい思いをしてはいけない」というサバイバーズ・ギルトにほかならなかっただろう。そんな由貴子さんにケアマネージャーは「介護保険を利用して手すりをつけては」などと勧めたこともあったようだが、「娘がいるんだから、ほかの人の世話になってはいけない」という思いが強かった彼女は、それも断ってしまった。

そして芸能界を引退して二年目の二〇〇九年四月、由貴子さんは車いすの母親とともに静岡県の父の墓前に行き、自分ひとりだけ自殺を遂げたのである。携帯電話には「母ちゃんを連れていく事許して下さい　天国で良子の幸せ見守っています」という妹あての未送信メールが残っていたところを見ると、本当は母親も道連れにするつもりだったのだろうか。そのあたりはよくわかっていない。

本書を読むと、テレビでのイメージ通り、由貴子さんは誠実で家族思いの人柄であったことがよくわかる。しかし、母親を介護するにあたっては、その誠実さが裏目に出た形になってしまった。

もし彼女が「仕事は仕事。私にとっては生きがいだから」と割り切って、芸能活動を続けていれば、そこまで追い詰められることはなかったのではないか。スタッフらと会い、介護以外のこと、たとえば流行のファッションだとか話題の映画だとかについて雑談を交わしたり、ファンから歓声を浴びたりしていれば、たとえそのときだけであっても背筋が伸びたり、気分がパッと明るくなったりすることもあっただろう。

ところが、妹やスタッフは引退を止めたにもかかわらず、由貴子さんは引退を決意して、社会との接触を断《た》った。おそらく自分だけ華やかな場に身を置いたり笑顔で誰かと話したりすることは、「母親に申し訳ない」と思ってしまったのだろう。

それが、結局は自分を、命を絶つほどの孤立感に追いやってしまったのだとしたら、

「私だけ元気で申し訳ない」というサバイバーズ・ギルトは、親の介護や看取りにおいて、危険な心理のひとつだと言えるのではないだろうか。

診察室にも、「私は介護をしている身なので」と暗い色の服を着てくる人、化粧もせずに青い顔をしている女性などがやって来る。よく話を聞くと、その人たちはその時間がないわけではないのに、心理的に「そうしてはいけない」と自分を抑制しているのである。

そういう人には、サバイバーズ・ギルトやその危険性の話を簡単にして、こんなアドバイスをする。

「少しでも時間を見つけておしゃれを楽しんだり、おいしいものを食べに行ったりしてください。介護をしている人こそ、それが必要ですよ」

するとほとんどの人は、はっとした表情になってこう言うのである。

「先生、そんなことをしていいんですか？　いいんですね？」

私は、念を押すようにこうつけ加えることにしている。

「あなたのために、ではなくて、介護をしてさしあげている親のためにも、あなた自身が楽しむことが必要なんです。そうやって自分を取り戻すことで、もっとよいお世話ができると思いますよ」

②親側の罪悪感

実は、罪悪感を覚えているのは、子どもの側だけではない。

親自身も、自分が高齢になっている、子どもに世話をかけている、あるいはこれからかけるかもしれない、というだけで、いろいろな程度の罪悪感を覚えている場合が少なくない。

二〇一〇年のベストセラーに、『デフレの正体　経済は「人口の波」で動く』（藻谷浩介《もたにこうすけ》著、角川書店）というのがあった。

本書によると、いま日本を襲《おそ》っているデフレの最大の原因は、「高齢化による消費の減退と少子化による労働人口の減少」なのだという。たしかに高齢者が増えると消費も控えられ、生産性も低下する。経済は自然に縮退傾向に向かう、というのも理解できる。

ところが経済学者の池田信夫《いけだのぶお》氏はこれを受けて、高齢化そのものが問題の本質ではない、と異論を唱える。問題は、年功序列をはじめとする雇用慣行や年金などの社会保障システムが、高齢化の進行に対応して変化せずに昔のままになっていることだ、と言う。つまり、高齢化を知りながら社会をそのままにしておいた政治の怠慢が、「老人の高福祉・若者の高負担」という結果を生み、それがデフレにもつながっている、というわけだ。

消費しないで貯め込むばかりの高齢者自身が悪いのか、高齢化を見て見ぬふりをした政治家が悪いのか。

いずれにしても、やはり「高齢化さえ起きなければ」ということにはなりそうである。政治家や経済評論家の中には、「ああ、いま五〇歳の人が、一〇年後には六〇歳に、二〇年後には七〇歳にならずに、年々、若返ってくれたら……」と本気で思っている人もいそうだ。

しかし、SF小説じゃあるまいし、人間の加齢を止めることは一瞬だってできない。何も先の予想ができない世の中ではあるが、いま生まれ落ちた子どもが何年後には何歳になっているか、という〝予言〟だけは百発百中。「いやあ、残念でした。あれから四五年たって、ようやく一七歳なんだよね」ということはありえないのだ。

いま「どうして、若者だけが仕事もないのに高い年金料を払って、高齢者を支えなければならないの⁉　日本社会のガン、それが高齢者だよ」と主張している三〇代、四〇代のオピニオンリーダーたちも、あっというまに中年を経て、「あれ？　もしかしてオレも高齢者ってやつ？」という段階に入ることは、忘れないほうがいい。

そのとき、現在は〝若者の味方〟を気取っている人たちは、潔《いさぎよ》く「よし、あとは自分で自分の面倒を見ることにして、仕事は全部、若い世代に振ってやろう」と後進に道を譲れるだろうか。少なくともいまの段階で、私のまわりにはそういう人はいない。

逆に、かつてはいつまでも役員に居座る先輩たちを「老害」などと呼んで糾弾していたのに、自分が六〇代になると「オレはいつだって引退したいんだけど、じゃ、オレがやめたら誰がかわりをする？　A君か？　B君か？　まかせられるヤツがいないんだよ」などと言って、いつまでも采配を振るおうとする。そういうタイプなら、いくらだっている。「定年を迎えても職位にしがみつくなんて、信じられないね」などとうそぶいていた四〇代、五〇代の頃のビデオでも見せてやりたい、という気がするが、そうしたら「老害族は能力のない人間だけれど、オレはそうじゃない」とでも言うのかもしれない。

ただ、いずれにしてもただいま現在、七〇代、八〇代の人たちは、「あなたたちが若者から雇用を奪い、お金の流れを滞《とどこお》らせ、福祉の恩恵を受けまくって、日本社会をダメにしている」と言われているようで、肩身の狭い思いをしているのではないだろうか。

少し前までは、高齢者はもっと自己主張をしていた気もする。

その象徴が、二〇〇八年四月にスタートした、後期高齢者医療制度への反発であった。

日本国内に住む七五歳以上を「後期高齢者」として、他の健康保険とは独立した医療保険制度を作る、としたのは第三次小泉改造内閣であった。

しかし、開始直後からこの制度には、さまざまな問題点があることが発覚した。給与所得者の扶養家族になっていてこれまで負担ゼロだった人にも新たに保険料負担が発生すること、診療報酬が「包括定額制」となって低く抑えられているため、医者は〝持ち出し〟を避けるために必要な検査、治療を回避する危険性があること、所得がある人は保険料が倍増する場合もあること……。

それに何より、高齢者たちを傷つけたのは、自分たちが現行の保険制度から切り離された、ということ。元財務大臣の塩川正十郎《しおかわまさじゅうろう》氏は当時、自分にも後期高齢者医療制度の通知が届いたことを指して、「この一枚の紙切れは私の人生を否定するものでしかなかった」とインタビューで述べている。

もちろん、私の両親のところにも同様の通知が届いたのだが、〝医師の妻〟である母親は言っていた。

「医療制度改革が必要、というのはわかるのよ。でも、この新しい保険証、見てちょうだい。ペラペラの紙に印刷されていて、〝点線に沿って切り取ってください〟ですって。なんでもまず形が大切、って言うじゃない。立派な保険証ならいい、ってものじゃないけれど、これじゃバカにされてる気になるのも当然でしょう？」

帰省したときに見せられた紙を見て、私も大きくうなずいた。上質紙ですらない再生紙のようなものに、小さな活字であれこれ注意が記され、よく見ると一部が点線で囲ってある。ミシン目すら入っていないので、自分で慎重に切り取れ、ということなのだろう。なんとそうやって切り離した薄紙が、新しい保険証なのだという。

これは自治体によってさまざまだったようだが、それにしてもこれまで保険料を納めつづけてきた人たちが、ある年齢を境に「後期高齢者」などと呼ばれ、こんな紙で病気や障害に対処するように、と言われるだなんて……。

制度の中身より、まず扱いがハラ立たしい。いささか感情的になっていた私に、精神科医の大先輩である、なだいなだ氏や評論家の大先輩である樋口恵子《ひぐちけいこ》氏が、ある集《つど》いの呼びかけ人になってほしい、と連絡をくれた。

その名も、「後期高齢者医療制度に怒ってる会」。私は一も二もなく賛同し、宇沢弘文《うざわひろぶみ》氏や故・多田富雄《ただとみお》氏などの重鎮とともに、呼びかけ人に就任することになった。抗議集会、署名活動などが行なわれたが、中でも印象的だったのが新聞の全面広告。そこには、こんなキャッチコピーが記されていた。

「『長生きでごめんなさい』と母が言う　こんな日本に誰がしたのか」

その後、当時の野党であった民主党は、二〇〇九年の衆院選マニフェストに廃止する方針を明記した。政権交代後はその方向で議論が重ねられているが、それにかわる新制度がなかなか決まらず、当初、目指されていた一三年三月の廃止・新制度移行は一年以上、先送りになる見込みだ。

しかし、それに対して「さらに怒ってる会」などが作られる動きはない。冒頭に記したような経済の停滞、若者の雇用情勢の悪化などが深刻化しているいま、「すべての元凶は高齢化」というムードに拍車がかかっており、高齢者はとても声をあげられる立場にはない、ということなのかもしれない。

そんな中、二〇一〇年になって「高齢化は悪いことですか？」という趣旨の発言を、久々に目にする機会があった。それは、即位二〇年の記者会見に天皇陛下とともに臨んだ美智子《みちこ》皇后の言葉であった。宮内庁ホームページから、その部分を紹介しよう。

「高齢化・少子化・医師不足も近年大きな問題として取り上げられており、いずれも深く案じられますが、高齢化が常に『問題』としてのみ取り扱われることは少し残念に思います。本来日本では還暦、古希など、その年ごとにこれを祝い、また、近年では減塩運動や検診が奨励され、長寿社会の実現を目指していたはずでした。高齢化社会への対応は様々に検討され、きめ細かになされていくことを願いますが、同時に90歳、100歳と生きていらした方々を皆して寿《ことほ》ぐ気持ちも失いたくないと思います。」

高齢者さえ増えなければデフレにならないのに、高齢者さえいなければ後期高齢者医療制度だなんだという問題を考えなくてもいいのに、と思っている人たちは、この発言にどうこたえるのか。「いや、もちろん、高齢の方々を尊敬し、長寿を祝う気持ちはあるんですよ。ただ……でも……」と口ごもるのだろうか。

また、美智子皇后は二〇一〇年の誕生日会見でも、自身のからだの機能の変化について触れながら、こう話している。

「心身の衰えを自覚し、これを受け入れていくことと、これに過度に反応しすぎないこととのバランスをとっていくことは容易ではなく、自分が若かった頃、お年を召した方々が『この年になってみないと分からないことがいろいろあるのよ』とよく云っておられたことを、今にして本当にその通りだと思います。」

美智子皇后に指摘されるまでもなく、本来はこの「高齢者になったという罪悪感」は不要のものであったはずだ。

ところがいまは、この項の冒頭で述べたような「生産人口には入っていない」といった理由だけでも、「生きていてすみません」と罪悪感を抱いている親世代も少なくない。

子どもの側の罪悪感と、親側の罪悪感。

これがいろいろな形でぶつかり合ったり、混じり合ったりして、介護の問題をより複雑にしているといえる。

③「つぐない罪悪感」と「おびえ罪悪感」

精神分析学者の小此木啓吾《おこのぎけいご》氏は、愛する対象を失った悲哀の意味とそこから立ち直る心のプロセスについて、『対象喪失――悲しむということ』（中公新書、一九七九）の中でくわしく論じた。当時、この問題に光をあてた本はまだほとんどなく、同書はベストセラーとなった。

そこで小此木氏は、愛する者と死別したとき、人は二種類の罪悪感を感じるとして、それを「つぐない罪悪感」と「おびえ罪悪感」と名づけている。

「つぐない罪悪感」のほうは、その人が失われてから「どうしてあんなことをしてしまったのか」「もっとああしてあげればよかった」と悩む心理で、容易に誰もが想像できるものである。先の清水由貴子さんの妹・良子さんも、姉の死後、「自分がもっとしっかりしていれば」と悔やみ、「もうこんな目にあう人が出てほしくない」と本を書くことでそれを乗り越えようと考えた、と語っていた。これも「つぐない罪悪感」の一種であろう。

『対象喪失』の中では、トルストイの『復活』がその典型例としてあげられている。この小説の主人公・ネフリュードフは、カチューシャという女性を誘惑し、転落の道を歩ませることになる。彼女を失ってから自分の罪深さに気づいたネフリュードフは、心の中に「よいカチューシャ像」を再生させようと強く願う。小此木氏は、これこそが「つぐない罪悪感」だとしている。こうした心の作用は、無意識などの深層心理に基づくものではなくて、もっと表層で起きる「倫理的な心理作用」だとされている。

作家・吉村昭《よしむらあきら》氏の妻であり小説家でもある津村節子《つむらせつこ》氏も、夫の死後、この「つぐない罪悪感」をテーマにした小説を発表しつづけている。連作短編集『遍路みち』（講談社、二〇一〇）にも、夫に対する後悔を抱く女性たちが何人も出てくる。それらはすべて、津村氏自身の姿だと考えられている。

しかし、小説の中に出てくる女性は、誰から見ても夫を大切にし、病を得てからも献身的に介護している。それでも女性は、とくに最期の時期、十分に夫の気持ちをくみ取ることができなかったのでは、と自分を責めつづける。たとえば繰り返し、次のようなフレーズが登場するのだ。

「五十年の結婚生活の間に嬉しいことも楽しいこともあったはずなのに、思い出すのは最期の一週間の悔いばかりだ。」

子どもや知人が「よく世話をしていましたよ」「亡くなった方は幸せでした」といくら女性を慰めようとしても、彼女はなかなか気持ちの切り替えができない。胸の中の重苦しさから逃れるようにお遍路ツアーや湯治旅行に出かけたりもするが、結局、心に浮かぶのは「悔いばかり」ということになる。もちろん、その間も女性は自分の仕事をしたり、亡夫に関係したあれこれを手際よく処理したりはしているのだが、ふとしたすきにやはり「悔い」がわき上がってきてしまう。

この『遍路みち』を読んでいた時期に、ちょうど仕事で四国の高松《たかまつ》空港に降りる機会があった。空港のロビーに出る通路にお遍路の宣伝ポスターが貼ってあったのだが、そこには「振り返れば、楽しいことばかり」という文字が記されていた。

『遍路みち』の女性とは、まさに正反対である。「楽しいことばかり」と言われても、そう思えずにお遍路を続けている人々も実際には大勢いるとは思うが、だからといってこの短編集のように「悔いばかり」というのもどうなのか。しかし、「つぐない罪悪感」というのはそれほど強力な場合もあるということなのだろう。

この人たちの「つぐない罪悪感」は、清水良子さんは姉・由貴子さんに対して、津村節子氏は夫の吉村昭氏に対して抱いていたものであるが、もちろん、子どもが親に対して同様の罪悪感を抱く場合も少なくない。しかも、親への「つぐない罪悪感」は、先のサバイバーズ・ギルトと入り組んだ形で、親の生前から出現することもあると考えられる。

実は、私自身、実家から遠く離れた場所に住んでいて、父親の体調が悪くなりつつあった時期も頻繁《ひんぱん》には帰省できず、母親の負担を支えることもできなかったため、「もし父親に何かあったら、その後はさぞ、罪の意識を感じることだろう」と、この「つぐない罪悪感」を先取りして感じていた。そして、その不吉な予想通り、父親が死去した後、いろいろな形の罪悪感が襲ってきた。

しかも、実際にやってきた罪悪感は、予想を超えて多彩なものであった。「もっとそばで介護できたら」というものはもちろん、「この医療でよかったのか」「亡くなる前に友人に会わせるべきではなかったか」「葬儀はあんな家族葬でよかったのか、いやそれとも家族葬さえ本人は望んでいなかったのではないか」など、大きなことから小さなことまで、さまざまな種類の疑問、後悔が次から次へと出現し、頭では「これが『つぐない罪悪感』というやつか」とわかってはいても、一時はそれに押しつぶされそうになったほどだ。

しかし、こういった罪悪感は、本当に「つぐない」の感覚にのみ基づくものなのであろうか。小此木氏は、『対象喪失』の中で失った者への罪悪感にはもうひとつ、別のものがあることを指摘している。その「おびえ罪悪感」は、心の倫理作用から生まれる「つぐない罪悪感」とはまったく異なり、むしろ反倫理的な性質を持つものだ。小此木氏の言葉を引用しよう。

「われわれは、失ったり別れたりした対象に対して、もっとおそろしい、恐れおびえるような罪悪感を抱くことがある。ここではそれを『おびえ罪悪感』と呼ぶことにしたい。主としてそれは対象に対する、激しい憎しみや、相手を亡き者にしてしまいたいという心の中の願望に発している。」

「相手を亡き者にしたい、だなんて」と驚くかもしれないが、精神分析学ではエディプス・コンプレックスに代表されるように、誰の心にも「深い関係にある相手の死を願う」という無意識的な願望が潜《ひそ》んでいる、と考えられている。小此木氏は次のようなフロイトの言葉を引用する。

「やさしい愛情のかげに無意識的に隠されているこのような敵意は、ある特定の人物に対する感情の強度な結びつきが示される場合には、かならずといっていいほど存在している。これは人間の感情活動のアンビバレンスの古典的事例、その典型である。」(『トーテムとタブー』)

ここから小此木氏は、「おびえ罪悪感」の根底にあるのは、愛する人の死というのは、その相手が深い関係であればあるほど、「生前から抱いていた何らかの敵意の満足」なのだと言う。だからこそ、人は「どうしてあのときあんなことを願ってしまったのだろう。あのことを死者は怨《うら》んではいないだろうか」と、その自分の願望の恐ろしさや死者からの報復におびえ、罪悪感を抱くのである。

私の場合は、どうなのだろう。父親の死に際してやってきた強烈な罪悪感の中には、「つぐない」だけではなくてこの「おびえ」も含まれているのだろうか。だとしたら、私の無意識の中にも、「親を亡き者にしたい」という願望が潜んでいたということか。

この点について冷静に自己分析を行なうまでには、あと何年かの年月がかかりそうである。

④罪悪感を感じられない人たち

親の介護やその看取りに対して起こる罪悪感を、小此木氏は無意識という心の深い側面から分析しようとした。

だとしたら、それは子どもにとって必然であり、避けられないものなのだろうか。あるいは、「私はそれほど罪悪感を覚えていない」という人たちも、それを感じなければならないものなのだろうか。

二〇一〇年夏、「消えた高齢者」が大きな社会問題となったことがあった。住民票上あるいは戸籍上は「生きている」ということになっているのだが、その所在はおろか生存も確認できないという高齢者が、全国で万単位でいることが明らかになったのだ。中には、子どもはいるのだが、「長年、連絡も取っておらず、生きているのかどうかもわからない」というケースもあった。

親と長年、音信不通。「そんなバカな話があるか」と声を荒らげる人も少なくなかった。「これこそ、家族の絆さえ失われた無縁社会の象徴だ」とも言われた。

実は、診察室でも似たような話をしばしば耳にすることがある。

地方から嫁いできて夫を亡くし、高齢の姑《しゅうとめ》の介護に追われる中でうつ病になった女性は、こう言っていた。

「故郷には父親がいるのですが、もう二〇年も顔を見ていないんです。電話も、そうですね、いまでは数年に一回です。ああ、この五年は電話もしてないかもしれません。いっしょに暮らす姑が九〇歳で寝たきりなので、放っておくわけにはいかず、とてもその余裕がないのです」

自分自身も借金に追われてしばらく世間から身を隠しているうちに、両親と連絡が取れなくなってしまった、という中年男性もいた。

「探せばどこかで生きているとは思うのですが、養うだけの経済力も自分にはないですし。情けないのですが、無事を祈るしかありません」

我が身の無力さを恥じながら、男性はうつむいた。

この人たちはみな、薄情なのでも自己中心的なのでもないだろう。好きで親と音信不通になっているわけでもない。いまの暮らし、自分のことだけで手いっぱいの状態なのだ。

では、どうして親を放置しなければならないほど「手いっぱい」の状態になってしまったのか。それは、個々のケースによっても、時代によってもかなり違ってくる。

「昔は自分の両親、夫の両親、四人の介護を嫁が一手に引き受けたものだ」「子どもが一〇人いて貧しくても、全員を立派に育て上げた人もいる」といった言い方は、いつの時代の誰にでも通用するわけではない。

少なくとも、生活は厳しくなる一方なのに「景気回復のためにももっと買って」と消費をあおられたり、「自分らしく輝いて生きてこそ人生」と自己実現を迫られたりするいまの時代は、誰もがすぐに「手いっぱい」になりやすい状況であることは確かだろう。

誰もが、自分も家族も大事にしながら、バランスよく愛情にあふれた生活を送れるわけではない。「自分ひとりで手いっぱい」となる場面も、人生にはしばしばある。とくにいまはそうなりやすい。

そんな人たちに、「親に対する罪悪感は心の本質に基づくものなのだから、あなたももっと感じるべきだ」とそれがないことを責めることはできるだろうか。もちろん、親を「消えた高齢者」の状態にしたままで平気、という状態がよいわけはない。中には、「自分の親なんだからもっとしっかり面倒を見るべきだ」と言いたくなるようなケースも、ないわけではない。

しかし、小此木氏が『対象喪失』を書いたのが一九七九年だということを考えると、その時代に比べて、現在が親への罪悪感を覚えにくい状況になっているのも、ある程度は仕方ないのではないだろうか。

清水由貴子さんの例のように、罪悪感が強ければ強いほど自分をおびやかす刃にもなりかねない。だとしたら、「親への罪悪感？　それどころではない」というほうが、子ども自身は救われるかもしれない、とも考えられる。

ぬぐい去ろうとしてもぬぐい去れず、持とうとしても簡単には持てない。それが「親子のあいだの罪悪感」というものなのではないだろうか。

第4章

看取りで後悔している人たちへ

看取りを終えた人にどう声をかけるべきか

親を見送ったあと、「私の介護や看取りは間違っていたのではないか」と悩む人も少なくない。

しかし、悩んでいる人たちは、それを本に書いたり講演で語ったりはしない。介護や看取りの経験を発表するのは、もっぱら自分なりにうまくできた、と満足している人たちだ。

たとえば、在宅看取りをサポートする医師のひとりである大井玄《おおいげん》氏の著作『人間の往生』（新潮新書、二〇一二）に、納得のいく看取りを終えた家族について書かれている箇所がある。

「数日経ってから私は往診の途中焼香に立ち寄り、般若心経《はんにゃしんぎょう》を上げました。また、『お疲れさま。良かったですね』と心のなかで語りかけました。この挨拶は、看取りがうまくいったとき、看取られた人にも看取った人にも適切です。彼の遺影はすこしぼけていたが温和な笑顔でした。」

このように、家族が「これでよかったんだ」と思える看取りができた場合には、主治医も心おきなく「よかったですね」などと声をかけることができる。

しかし、もしこの家族が「看取りがうまくいかなかった」と悔やんでいるような場合には、主治医はなんと声をかけるのだろうか。

「残念でしたね」「仕方ないですよ」「誰でもこんなものですよ」とでも言うのだろうか。

自らも妻をがんで亡くして壮絶な悲しみを味わった、元国立がんセンター総長の垣添《かきぞえ》忠生《ただお》氏の『悲しみの中にいる、あなたへの処方箋』（新潮社、二〇一二）には、「遺族は落ち度もないのに後悔や罪悪感を抱いてしまうもの」と説明されている。

この罪悪感については、前の章でも詳しく述べた通り、その介護や看取りの内容とは関係なく、多くの人が親とのあいだに必ず感じる本質的な感情と考えたほうがよいと思う。

そういう場合、必要なのは「周囲の方の理解と共感」だと垣添氏は言う。

「周囲の方は、遺族を温かく抱きかかえるような気持ちでいたわりながら『大変だったろうけれど、よく頑張ったね』『本当によくお世話をされましたよね』『ご本人もきっと喜び、感謝していると思いますよ』と声をかけてあげてほしいと思います。」

そう考えれば、先の例でも万が一、その看取りが満足いくものでなかったとしても、それをサポートした主治医は、「おつかれさま。よかったですね」に近いねぎらいの言葉をかけてよい、ということなのだろうか。「よかったですね」は言いすぎにしても、「よくなさってましたよ」くらいの評価は与えるべきなのかもしれない。

母親の死は自分の責任だと言う娘

ただ、垣添氏が言うように、これはあくまで「遺族に落ち度がなかった場合」など、客観的には問題ない看取りであったのに、遺された人たちが半ば一方的に「もっとこうしてあげるべきだった」など、不必要な自責感を覚えている場合の話だ。

診察室には、もっと複雑な事情を抱えた人たちもやって来る。

東京でひとり暮らしをしながら、専門職として忙しい毎日を送る四〇代のアスカさんのところに、頻繁に実家の母親から電話がかかるようになったのは、三年前のことであった。

仕事中も何度も携帯電話に電話してきて、「今日はユウコさんが来たの」などとさほど重要でもない親戚や知人の話をする。「お母さん、いま会議中だから」などと言っても、「ああ、そうなの?」とあまり気にもかけない様子で、一方的に自分の話をするのだ。

父親に「病院に連れて行ったほうがいいんじゃないの?」と頼んで病院を受診させたら、予想した通り、「認知症が始まっている」という診断だった。

そう言われても、アスカさんはすぐに新幹線で二時間ほど離れた地にある実家に戻って介護の日々、というわけにはいかない。退職して家にいる父親はあまり家事能力もなく、もの忘れが激しいとはいえ、食事や掃除ではまだ母親のほうが頼りになる、といったありさまだ。

兄は自分よりさらに遠隔地に住み、仕事は忙しいし子どもたちは受験だし、「オレや嫁には期待しないでくれ」と最初から釘をさされている。

そうこうするうち、あっというまに二年ほどの時間がたった。認知症の症状もそれほど目立って進んでいるようには見えなかったので、「このまま何とかなるかな」と思っていたある日、アスカさんにとって衝撃的な事件が起きた。

地元の銀行から、電話が入ったのだ。

「これはご本人のことですから、ご家族にお知らせするのもいかがなものか、と当方も迷っていたのですが……」

なんと母親が投資話に乗せられ、どんどん現金を引き出しては投資会社の口座に振り込んでいることがわかったのだ。総額で二千万近くにもなる、という。

「え！　どうしてそんなことに……。父はそれを知っているのですか？」とめまいを覚えながらアスカさんは尋ねたが、あまりに頻繁にお金を引き出すことに不審を抱いた行員がそれとなく確かめたところ、母親は「お金が儲かる話なのよ」とうれしそうに打ち明けてくれたという。

「でも、お父さんは恐ろしい人ですから、絶対に言わないでね。私と投資会社の人が浮気している、って思いますから。嫉妬《しっと》深い人なんですよ」と何度も念を押され、行員もつい家族への連絡をためらってしまった。とはいえ、あまりにその額が大きくなってきたので、なんとかアスカさんの連絡先を聞き出して、こうしてかけている、個人情報を勝手に入手したことをお許しください、と説明してくれた銀行の人への感謝もそこそこに電話を切ったアスカさんは、勤め先に「実家で急用が」と断って有休を取り、飛んで帰省した。

母親にきくと、営業電話をかけてきた投資会社の若い営業マンをすっかり信頼し、言われるがままに普通預金から何百万円も振り込み、さらに定期預金まで崩してお金を出しつづけていることがわかった。

「完全に詐欺《さぎ》じゃないの。どうしてそんなことを？」と何度尋ねても、母親はニコニコと「だってあなた、とってもいいお話なのよ」と、まったく疑う素振りも見せない。アスカさんはそこで初めて、母親が完全に判断力を失っていること、また父親に対して「嫉妬深く、何をするかわからない」といった嫉妬妄想、被害妄想を抱いていることを知った。

アスカさんは、そこまで妻の病状が進行していたのにも気づかず、相変わらず「おい、メシはまだか」などと家事いっさいをまかせていた父親にも、強い怒りを覚えた。

「そして、つい両親に言ってしまったんですよ。私だって忙しい中、こうして通っていたのに、結局、何にもならなかった、もうあなたたちのことは知らないから、勝手にすればいいじゃない、って。事実上の絶縁宣言のようなものですよね……。すると父もさすがに怒って、実の親にそんなことを言う娘なら、もう連絡してくれなくてもけっこうだ、今後いっさい顔を見せるな、と怒鳴ったんです」

それからしばらく、アスカさんは実家との連絡を断っていた。もちろん、両親の様子は気にはなったが、何かあったらさすがに父親も連絡してくるはずだ、と考えたのだ。それに、ちょうど大きな仕事をまかせられ、アスカさんは「親の世話どころではない」と必死に仕事に打ち込んだ。

「母さんが階段から落ちて病院に運ばれた」という父親からの電話を受けたのは、絶縁宣言をしてから半年ほどたった頃のことだった。あわてて病院に駆けつけたが、大きな硬膜下血腫《こうまくかけっしゅ》が脳を圧迫しており、手術もできないまま、一週間で亡くなってしまった。

久しぶりに訪れた実家は、「空き巣にでも入られたのでは」と思うほど荒れ果てていた。母親の家事能力がどんどん衰える中、父親が必要最低限のことだけをして、夫婦ふたりで不自由な生活をしていたのだ。聞くと最近は、母親は病院にも行っておらず、薬も中断していたという。

アスカさんは、自分がつまらない意地を張ってしまったため、両親につらい思いをさせ、ついには母親を死に追いやってしまった、と自分が犯した罪の恐ろしさに震えた。

診察室で、アスカさんは涙を流して訴えた。

「すべては私の責任です。私が両親を放置していたから、家の中がめちゃくちゃになって、母もあんなところから転落してしまった。時間を巻き戻したい。でも、そんなことはできない。でも、過去に戻ってやり直したい。十分に世話をして、こんな事故でじゃなくて、きちんと母を見送ってあげたかった。認知症という診断がついた時点で、仕事なんて辞めて実家に戻ればよかったんです。そうしたら、ヘンな詐欺にあうこともなかったわけですし。でも、すべてがもう遅いですよね……」

アスカさんの頭の中を同じ考えがぐるぐると巡り、すっかりうつ状態に陥っているようだった。母親の葬儀を終えて実家から戻ってきてからも、仕事に行く気力もなく、部屋でぼーっとしている日が続いている。

見かねた友人が、「精神科に行ったほうがいいよ」と勧めてくれて、受診となったのだ。

「よい看取り」どころか、「母親の死は自分のせい」とまで思っているアスカさんに、「十分お世話なさいましたよ」とか「お母さんも感謝していますよ」という言葉をかけてもその心に響くことはない。というより、実際に最後の数カ月は、まったく世話をしていなかったことも事実だ。それなのに「がんばりましたね」などと言うのは、悪い冗談か皮肉にしか聞こえないだろう。

看取りは「終わり」がよくなくてもよい

では、やはりアスカさんは、子どもとしてのつとめを果たせない、〝親不孝〟な子どもだったのだろうか。

私は、それもまた違うと思っている。

これまで都会でひとりでがんばり、キャリアを積み上げてきたアスカさんにとって、仕事がどれほど大切なものかは、誰の目から見ても明らかだ。アスカさんは「母親が認知症とわかった時点で退職すべきだった」と言うが、それはアスカさんにとっても社会にとっても、大きなマイナスとなる。

おそらく、仕事を辞めて実家に戻っていたら、「これでよかったのだろうか」という疑問がわき上がってきて、アスカさんは落ち着いた気持ちで介護をすることなどできなかったはずだ。もしかすると、そのストレスから母親に対して、暴言や暴力を働いてしまったかもしれない。

それに、もし自分は納得して実家に戻る選択をしていたとしても、はたして親も本当にそれを喜んだであろうか。

親というものは、何のために子どもを育てるのだろう。

私には子どもがいないので経験から言うことはできないのだが、いまの子育ての目的は、やはり「子どもをひとり立ちさせたい」ということに尽きるのではないか。

昔はかなり違ったはずだ。「子育てをするのは、その子に家督を継いでもらいたいから」とはっきり言う親もいただろう。また、農業や漁業を営む人たちは、子どもを新たな働き手と考え、育てたかもしれない。都市部で貧しい生活をする夫婦は、「この子が早く大きくなってお金を稼いで、私たちにラクをさせてくれないか」と期待したはずだ。また、子どもが女児の場合は「嫁に出す存在」として育て、嫁入り先では家事や介護の人手としてカウントされた。

しかしいまは、「自分たちのために」と最初から考えて子どもを産み、育てる人は少ないだろう。もちろん、「自分たちの喜びのために」と心理的満足のために子どもを持つ場合はあっても、「働き手」「稼ぎ手」や「介護要員」などの具体的、現実的な目的のために子どもを産んで育てる親は、まずいないと思われる。

では、「親の楽しみや喜び」以外の現代の子育ての目的、ゴールとは何か。

それはやはり、「ちゃんとした大人になって、社会的、心理的、経済的にひとり立ちできる人になってほしい」ということなのではないか、と思う。診察室では、それが達成できていない子どもを持つ親たちにしばしば会うが、彼らの苦悩は深い。「私たちの育て方が間違っていたのだろうか」「このままひとり立ちできず、もし私たちが老いて先に世を去ったら、この子はどうなるのだろう」と、文字通り、夜も眠れないほどの悩みが続く。

アスカさんの場合、「ひとり立ち」はとうの昔にきちんとした形で果たしていた。しかも、都会でひとり暮らしをし、専門職として勤め先で中核的な役割まで果たしているのだ。親の子育ては、合格点どころか、満点に近いほどうまくいった、と言える。

そのことをアスカさんに尋ねてみた。

「こうやって都会で活躍していることを、ご両親はさぞ喜んでいらっしゃったでしょうね」

すると、アスカさんはなかなかそれを認めようとしなかった。

「とんでもない。最近は帰るたびに、〝あなたは冷たい。お母さんたちを置いて遠くに行っちゃった〟〝ほかの人たちはみんな地元でお嫁に行って、親の近くにいるのに〟と繰《く》り言《ごと》ばかり聞かされていましたよ。いかにも私が冷酷な娘だと言わんばかりに……」

しかし、それはすでに親が高齢になって、からだも心も弱くなってからの発言だ。そういう状態になると、どうしてもそれまで考えてもいなかった言葉を口にする親たちも出てくる。

たとえば私の場合でも、父は晩年の二年ほど、私が帰省するたびに「次はいつ来てくれるの？　二、三週間で来てくれる？　ああ、それはうれしいねえ」などと言っていた。

父は自分も医師として長く働き、この仕事が自由がききづらいことをよく知っている。また、かつて自分自身の母親が入院したときも「患者さんが優先だから」と見舞いや付き添いに行けないのも当然、といった口ぶりであった。数年前までは、私が「来月も来るから」などと言うと、逆に「こっちのことはいいから、とにかく外来を休まないようにね」などと忠告されるほどだった。

その父が、平気で「またすぐに来てほしいな」などと言うようになったのだ。これは、決して父がこれまでの考えを捨て、心がわりしたということではなく、それほど心身の衰弱が進んでいるということなのだろう。

では、「あまり帰省ばかりしないで自分の仕事をちゃんとしなさい」と言う父と、「次はいつ来るの?」と帰省をせがむ父と、どちらがその本当の姿だと考えればよいのだろうか。

それはやはり、前者のほうだろう。とくに親が高齢の場合は、弱ってからの発言や行動を見て、「ああ、親ってこういう人だったんだ」と考えないように、と私はよく介護をしている患者さんたちにも言う。

子どもに依存したり、困らせるようなことを言ったりするのは、決して親の真実の姿ではない。それは、老いや病が一時的に、ついそう振る舞わせてしまっているだけだ、と考えたほうがよいだろう。

「親は私が都会で働いているのを決して喜んでいなかった」と言い張るアスカさんに、少しずつ、昔のことを思い出してもらった。すると、少しずつ、自分の思い込みとは異なる記憶がよみがえってきた。

「ああ、そうだ。こんなことがありました。いまの勤務先の会社で、かなり長いあいだ、人事部に所属していたんですよ。それを知った地元の人材派遣会社から、『企業はこんな人材を求めている』というレクチャーをしてほしい、という依頼を受けたことがありました。

私が講師だなんて、と断ったのですが、どうしてもと言われて、週末を利用して帰省し、市民ホールでちょっとしたレクチャーをしたんです。そうしたら、それが地元の新聞に写真つきで載ったんですね。地元出身の講師だったんで、めずらしかったんじゃないですか。

両親はそれがうれしかったらしく、切り抜いて額に入れて壁に飾ってました。恥ずかしいからやめて、と言ったのですが、かなり長いあいだ壁にかかってましたね」

やはりアスカさんの両親は、都会での娘の活躍を喜び、それを誇りに思っていたのだ。同時に、それは「私たちの子育てはうまくいった」と両親自身の自己肯定感を満たすのにも役立っていたことだろう。もし、これでアスカさんが地元に残り、結婚はしたものの、子育てに追われていつも疲れたような顔をして不満ばかり口にしていたら、両親は「私たちは本当に娘をこんなふうに育てたかったのだろうか」と悩み、自分たちを責めたかもしれない。

最晩年こそ、いつもそばにいることはできず、満足のいく介護、看取りはできなかった。

でも、自分は自分の生活を一生懸命にがんばって、ある時期までは、両親もそんな子どもの姿に満足し、喜んでくれていたはずなのだ。

だとしたら、それも立派に「満足のいく看取り」と呼んでもよいのではないだろうか。

日本には「終わりよければすべてよし」ということわざもあるが、看取りはそうとばかりは言えない。「終わりだけ悪くても、それまでがよければすべてよし」とも言えるのだ。

自分のことを後回しにしてはいけない

しかし、アスカさんのようなケースはまだいいのかもしれない。晩年を除いては、両親はアスカさんの生き方を評価し、それによって自分たちの肯定感も獲得できていたはずだからだ。アスカさんには、周囲の人も自信を持ってこう声をかけてあげることができる。

「最後は納得いく形ではなかったかもしれませんが、アスカさんが都会でがんばっていることを、ご両親も喜んでいらしたはずですよ。ずいぶん娘さんのことが自慢だったんじゃないですか。本当によくがんばりましたよね」

ところが中には、どう考えても「ご両親はあなたに感謝しているはずですよ」とも言えない、という場合もある。たとえば、「親は私への呪詛《じゅそ》を口走りながら亡くなった」とか「亡くなって遺書が出てきたのだが、そこには家族への恨みつらみが書き連ねられていた」などというケースでは、さすがに「いや、でも本当は感謝していたはずですよ」と言うことはできない。

ただ、これは私の個人的な考えなのだが、たとえ本当に親が自分の生き方、ケアの仕方などに強い不満を抱いていたとしても、まずは自分を優先すれば、それでいいのではないだろうか。

もちろん、親の介護や看取りは大切な問題だが、どんな場合でも、それが「自分自身より大切」ということはないはずだからである。極端な言い方をすれば、自分が倒れたり死んだりしてしまったら、「親をどうするか」も何もあったものではない。これは、動かしがたい真実だ。

先のアスカさんにも、「自分のことを後回し」という傾向が認められた。

受診した彼女に「うつ状態にあるようですから、しばらくは通院してください」と言うと、最初は「父だけが遺され、これから毎週、実家通いとなりそうです。ただでさえ仕事に穴を開けてしまったのに、とても病院に来る時間なんて取れない」と通院を拒《こば》んだ。私は、ちょっと強い口調でこう言った。

「自分だけが病院でケアを受けるなんて申し訳ない、そんなことをしてはいけない、と思ってんじゃないですか。もちろん、ご実家のお父様のことも大切ですが、あなた自身の生活や健康はもっと大切なんですよ。まずはしっかり病院に通って、それから介護のための実家通いもいいですけれど、ご自分の休養や気晴らしもしっかりなさってくださいよ」

アスカさんは、「こんな状態なのに気晴らしですか！」と非常に驚いた顔をしたので、私は畳《たた》みかけるように告げた。

「そうです。映画、コンサート、食べ歩き、なんでもけっこうですが、このところご両親のことで疲れることばかりだったのですから、少し自分のために時間を使うことも必要ですよ。お父さまは介護サービスをしっかり受けるようにして、あなたご自身がなさることはなるべく減らしてください」

パーソン・センタード・ケア

これは、単なる気休めや出まかせではない。

「介護や看取りを受け持つ子ども自身のケア」は、実は介護そのもののやり方以上に重要なことなのだ。その根拠を説明する前に、最近、とくに認知症介護の世界で注目を集めている「パーソン・センタード・ケア」という概念を紹介したい。

このパーソン・センタード・ケアというのは、認知症をもつ人の〝その人らしさ（パーソンフッド）〟を尊重し、する側ではなくてされる〝その人〟を中心にケアしよう、という考え方だ。

そのためには、あくまでケアを受ける人ひとりひとりの視点や立場に寄り添って、何をしてほしいか、何が必要かを理解する必要がある。

そんなのはあたりまえ、と思うかもしれないが、イギリスの心理学者トム・キットウッドがこの考え方を提唱するまでは、介護の現場は必ずしも〝その人主義〟ではなかった。介護のプロが「専門家の私がやってあげる」とばかりにその人の望みや意思とは関係なく〝最上のケア（と思い込んでいるもの）〟を一方的に提供したり、どこか事務的、業務的なケアになったりする傾向が強かったのだという。

日本における認知症研究の第一人者である精神科医・長谷川和夫《はせがわかずお》氏は、こんな例をあげている。

「たとえば入浴時間にお風呂を勧めても、本人が今日は入りたくないというとき。それを認知症の人はパッと伝えられない。そうすると介護者は、こちらに来て早く脱ぎましょうと了解なしにやり始める。すると本人は、急に着物を脱がされると解釈して当惑し出すのです。『入ってもらわないと、早く帰宅できないから』と、ケアをする側の都合優先で進めてしまうのはよくない。」（「コラム・長老の智慧」、『東洋経済オンライン』二〇一一年一月十二日より）

とはいえ、その人の言いなりになるのがよいケアというわけではない。長谷川氏はこう言う。

「その一方でケアが難しいのは、認知症の人の言いなりになるのではダメだということ。もう死にたいから殺してとか、あるいはセックスを強要するとか……。そういうことは私はできないのよとキッパリ断ることが必要。言いなりになるのではなく、認知症の人の求めているものは何かということを理解すること。それが『パーソン・センタード・ケア』の考え方です。ケアとは認知症の症状を改善させるという結果を目的にしてはいけない。本質的にはその人の暮らしを支えることが大事です。」

では、どうやれば〝その人らしさ〟を尊重しつつ、言いなりにならないケアを提供することができるのか。

このパーソン・センタード・ケアを提唱したキットウッドは、その理想的な姿を花の絵として表わしている。「愛」を中心に、「共にあること」「自分らしさ」「くつろぎ」などがまわりを囲んでいる図だ。また、さらに具体的に本人の希望や意思を知るためのツールやコミュニケーション法なども開発されている。

さて、ここで私は何を言おうとしているのか。「もし、いまあなたが誰か大切な人をケアしているなら、〝その人らしさ〟を尊重したこのパーソン・センタード・ケアの考え方を取り入れてください」と介護する子どもたちにも勧めようとしているのだろうか。

もちろん、それもないわけではない。

しかし、私がここで強調したいのは、そのことではない。

介護を受ける側が、〝その人らしさ〟を重視したケアを受ける必要があるように、介護する側の〝その人らしさ〟の問題もまた大切にされなければならないのではないか、ということだ。

つまり、パーソン・センタード・ケアを必要としているのは、介護を受ける親だけではなくて、それをする子どもも同じだ、ということなのだ。

今回の震災で、「支援者もまた被災者である」という言葉が、マスコミなどで何度も取り上げられた。いちばんたいへんなのは、直接被災した人たちなのであるが、彼らを支援するために現地でがんばる自衛隊、消防、警察の人たち、医療関係者や行政の人たちの疲れやストレスも、これまたたいへんなものだ。

それを考えずに、「支援する人は、弱音を吐かずに自分を犠牲にしてもっとがんばって」とばかり期待しつづけると、彼らはそのうち、心身のエネルギーがゼロになっていわゆる燃えつき症候群に陥ってしまう。そこまで行かなくても、すり減った状態でよい支援ができるはずはない。

「支援者もまた被災者である」という言葉は、支援者へのきめ細かいケアや十分な休養が必要だ、ということを意味している。

介護や看取りも、まさしくこれと同じだ。

それなのに、これまで私たちの社会では、とくに介護の担い手が子どもや配偶者などの身内である場合は、この問題をあまり考えてこなかった。

「世話になった親なのだから、必要があればあれこれ言わずに黙って介護するのが子どもの義務だ」

「親がたいへんな状況にあるのに、介護する子どもが旅行だレストランだ、と楽しい思いをするなんてとんでもない」

「仕事を言い訳に介護を怠《おこた》ってはならない。仕事よりも親のほうがずっと大切だろう」

こういった言い方がされるとき、介護を担う人たちは人格や名前を持ったひとりの人間として認められてはおらず、「老いた○○さんの息子」としか見なされていないことになる。

しかし、これは間違っていると思う。

介護を受ける側の〝自分らしさ〟が尊重されるようにまでなったいま、これからは介護する側の〝自分らしさ〟にもスポットライトがあてられるべきだ。

家族が高齢、病気などでそのケアや看病をしている人の多くは、〝自分らしさ〟など顧《かえり》みる余裕もなく、毎日を送っているだろう。ふとした瞬間に、「あれ、私って最近、全然、私らしい生活を送っていないな。趣味からも遠のいちゃった」などと思いながらも、「いやいや、そんなことを思ってはいけない。弱った親の面倒を見るのは子どものつとめなのだから。私だけ趣味だなんてとんでもない」と自分に言い聞かせているのかもしれない。

介護している側に起きる「認知のゆがみ」

介護している側も、もっと〝自分らしさ〟を大切にしていいのだ。

そう言われても、なかなか頭を切り換えて、「じゃ、ヘルパーに頼んでいる二時間のあいだ、私はレストランでランチしてこようかな」などという気にはなれない、という人もいるだろう。

「楽しいことをしていいのです」と言われると、逆に「そんなことを言われても無理なものは無理！」と怒ってしまったり、「結局、私はひとりぼっちなのだ」とどんどん悲観的な方向に心が傾く、という人もいると思われる。

この怒り、悲観、「私だけ」といった孤独感は、しばしば介護をしている人たちの心をよりいっそう硬直化させ、まわりのアドバイスにも耳を傾けないくらい、心が閉塞《へいそく》してしまうこともある。そうなると、現実も見えなくなって、どんどん偏った考えに傾いていってしまう。

実は、私自身もそうだった。

それほど長い期間ではなかったのに、介護のために東京と実家を往復するようになると、次第に私は、「そもそも私が遠くにいることじたい、大きな間違いなのではないか」などと考えるようになっていった。

たしかに、正月などに開かれる小学校や中学校の同窓会に行くと、同級生の女性はたいてい地元で就職、結婚して、両親のそばに暮らしている。

いま考えると、みながみな地元で嫁いでいるわけではなく、地元にいる人たちのほうが同窓会に出席しやすい、というだけのことだったのだと思う。ところが、その頃の私はすっかりそういった冷静さも失い、「私以外の同級生はみんな地元で地に足のついた生活をしながら、親の面倒もちゃんと見ているんだ」と思ってしまったのだ。

こういった間違った思い込みは、心理的余裕がなくなったときによく起きる「認知のゆがみ」という心のメカニズムの結果だ。

たとえば、「恋人がいない。私は誰にも必要とされていない」と思い詰めていると、外出していてもカップルばかりが目につき、「私以外はみなカップルだ」と思ってしまう。その人の目には、もはやひとりで歩いている人や同性どうしのグループなどはまったく映らなくなっているのだ。これほど人間の〝心の目〟は簡単にゆがんでしまうのだが、精神医学ではそれを「認知のゆがみ」と呼んでいる。

介護や看取りに直面している人にも、私がそうだったように、ときどきこの「認知のゆがみ」が起きる。私だけではなく、「すべて私が悪い」と思い込んでいたアスカさんにも、同じように「認知のゆがみ」が起きていたのだろう。最近、この認知療法についての入門書はたくさん出ており、そのどれもに書かれていることだが、次に「認知のゆがみ」の代表的なパターンをあげ、介護や看取りの場で起きがちな例もあげておきたい。

・**二分割思考、両極端な思考**……うまくいったかまったくダメか、どちらかしか認めない。「私はからだの弱っている親にとって、まったく役に立てない人間だ」

・**過度の一般化**……少しでも不幸なことがあると、すべて不幸だと感じる。「ああ、また親が倒れて病院にかつぎ込まれた。私には明るい材料がひとつもない」

・**破局形成**……いつも最悪の事態を考えていて、自分に起きやすいと感じる。「きっと親は孤独で苦痛で、私の人生なんて最悪だと思いながら世を去るに違いない」

・**マイナス化思考**……よいことがあってもまぐれにすぎない、という否定的思考。「親がありがとう、と言ったけれど、あれは誰かにそう言え、と強制されたからだ」

・**否定的予測**……ささいなことからいつも否定的な予測が浮かぶ。「親が受診? きっと先生から〝先は長くない〟とか告知されるんだろうな」

・**自己関連づけ**……自分はいつも誰かから悪い意味で注目されている。「実家の近所の人たちも、あそこの娘は親を放置して冷たい、と思っているに違いない」

・**過度の責任性**……周囲の悪いことは、全部自分に責任がある。「私が親の面倒を見るべきなのに、ちゃんとできなくて申し訳ない」

・**すべき思考**……理由もなく、人は絶対になになにすべきだ、と確信している。「私は長女なんだから、親に満足して老後を送ってもらえるように世話をするのが当然だ」

・**選択的抽出**……あることにだけ強くとらわれる。「どうして姉は私を見て笑ったのだろう？　どうせあんたが介護すればいいのよ、とバカにしたのでは？」

・**低い自己評価**……自分は何をやってもまともにできない、ほかの人より劣っている。「同級生はみんなちゃんと親の世話をしているのに、できないのは私だけ」

・**拡大視・縮小視**……あることを極端に大きく考えたり、逆にささいなことだと感じたりする。「よくやってますね、と知人にほめられたけど、これって気休めにもならない」

この「認知のゆがみ」は、〝自分らしさ〟の喪失の究極の形だと言ってもよい。本人は、「これは私の本当の気持ちなんだ」と思っているが、実はまったくそうではなく、あるパターンにはまり込んでいるだけなのだ。こんな状態では、いくら親のそばにいたとしても、よい介護や看取りなどできるわけはない。

私は、親と同居したり、ごく近くにいて頻繁に訪ねたりしながらこの「認知のゆがみ」に支配されているよりは、遠距離にいたり近くにいてもそう頻繁には行かなかったりしつつも「認知のゆがみ」が起きず、それなりに〝自分らしさ〟を保っているほうが、親のためにも自分のためにもずっとよいのではないか、と思う。

なぜなら、「認知のゆがみ」にとりつかれてしまうと、親を看取った後も、それによるさまざまな弊害が長く続くことになるからだ。

親は、自分の介護を通して子どもがすっかり疲弊したり「認知のゆがみ」を起こして精神科を受診しなければならなくなったりしていると知ったら、どう思うだろう。「それでもいいから、しっかり介護して」と言う親は、心身がよほど弱っていない限り、まずいないのではないかと思われる。

まずは、自分を大切に。

介護中でも、なるべく〝自分らしさ〟を失わないようにする。楽しいことだってしてよいし、仕事や子育てに追われている場合は、そちらを優先することだってありうるだろう。

弱っている親がつい口にするネガティブなことを、「これぞこの人の本音」とは思わない。病気や老いがそう言わせているだけなんだ、と考える。

そうやって、ひとり立ちしている自分を大切にしながら行なう介護や看取りであれば、それは親の本来の子育ての目的にも十分かなうものであるはずなので、親は喜び満足してくれるに違いない。

そして、万が一、親が喜ばなかったとしても、それでもやはり自分を大切にしてよいのではないだろうか。

同居、近距離、遠距離にかかわらず、私はそれが介護や看取りの原則なのではないか、と考えている。

第5章

悲しみへの対処法

他人の喪失から学ぶ

それが満足いくものか、後悔やあるいは不満が残るものなのかは別にして、なんとか親を看取った後には、何がやってくるのだろう。もちろん、それは悲しみだ。

愛する人を失った後の心のプロセスを解説する本が、このところたくさん出版されている。

中でも、元国立がんセンター総長・垣添忠生氏の『悲しみの中にいる、あなたへの処方箋』や評論家・保阪正康《ほさかまさやす》氏の『愛する人を喪ったあなたへ』（朝日新聞出版）などは、自らが家族を失った経験も踏まえて書かれた良書である。

よく「悲しみはそれを経験した本人にしかわからない」と言われるが、最近はそれをなるべく客観的に学ぶことで乗り越えよう、とする人が増えているのだろうか。

また、著名人、一般の人たちにかかわらず、家族の喪失とくに親の看取りの経験を書いた本も数多く出版されている。ベストセラーとなったものもあれば、ドラマ化、映画化されて多くの人の共感、感動を呼んでいるものもある。

なぜ、「経験者しかわからない」と言われていることをあえて読みたい、と思う人がそれほどたくさんいるのだろうか。書き手が著名人の場合、その人の思わぬ一面や価値観が垣間見えるのではないか、という期待もあるだろう。あるいは、自分にはわからない他人事だからこそ、その別れや回想の場面にも気がねなく感動して涙を流せる、と思っている人もいるに違いない。

いずれにしても、誰にとっても愛する人の喪失は恐ろしいできごとで、できればいつまでもそれを経験したくない、と強く思う。しかし、確実にそれはやって来るものであり、しかも今日なのか五年後なのか、その時期さえわからない。

そのとき、人はいったいどういう心境になり、どうやって日々をすごすものなのか。そして、また再び立ち直れるものなのか。「もし自分にそのときが来たら」というヒントを少しでも得たい、と思って、「他人の喪失」の記録を読もうとする人が多いのではないだろうか。

私自身もそうだった。

私の場合、自分の死に対する恐怖はそれほどでもないのだが、自分には子どもがいないこともあって、「親を失う」ことへの恐怖が昔からかなり強かったと思う。

精神医学では、愛着の対象を失っても、心は次に述べる「喪の作業」を経ていつかは立ち直る、と言われている。精神医学のプロとしてそれを理屈ではわかっていても、「でも、私だけは特例で立ち直れないかも」などと思ってしまう。

実は、精神医学は私のような人間の心理にも、ある名前を与えている。それは、「予期悲嘆」というのだが、それについては後に述べる。

死別の悲しみから立ち直るためのプロセス

さて、自分自身の情けない話はこのあたりにしておいて、一般的に親など親しい人間との死別を経験した後に、人はどんな心のプロセスを経て立ち直るかを、簡単に述べておこう。

愛する人が失われたときの喪失感について、人はこんな言い方をする。

「まるで心にポッカリ穴が開いた感じ」

「手足がもぎ取られたようです」

これらの感覚は、その人が生きている限り、いつまでもずっと続くのだろうか。

実は、そうではない。愛する対象の喪失が起きると、人間の心ではそれを乗り越えようと、自動的にあるプログラムが動き出す。

そのプログラムのことを、精神分析学者のフロイトは「喪の仕事」(mourning work)と呼んだ。

フロイトによれば、愛情を注ぐはずの人やものはすでに失われているのに、「愛する」という気持ちやそこに向かうエネルギーの流れは、しばらくは心の内面でまだ残っている。そのギャップの苦痛こそが、「悲哀」と呼ばれる悲しい感情や傷つきになるという。

だから、その悲哀から立ち直るためには、注ぐ相手がないのに起きているエネルギーの流れを、いったん断ち切らなければいけないということになる。それが「喪の作業」なのだ。

「でも、そんなことを言われても、どうやって喪の作業をすればよいのか、そんなこと、わからない」。多くの人がそう思うだろう。しかし、心配はいらない。

この喪の作業を自然に成し遂げる力は、誰の心の中にも備わっている、と考えられているからだ。

ボウルビーという心理学者は、その喪の作業の段階を、さらにくわしくこう分けて説明している。

①客観的には対象は失われているのに、そのことを認めようとしない否認の段階。さらには、「あの人はいなくなってなんかいない！　そんなこと言うのやめてよ！」とまわりの人に抗議する抗議の段階。
②対象の喪失は認めるが、それとひきかえに激しい絶望、失意、不安などが起こる抑うつの段階。それがさらに深まる絶望の段階。ここでは、「なぜ私だけがこんな目に！」と怒る人、無感覚、無感動の虚脱状態になる人、「取り戻し」の奇跡を願って宗教的な努力に走る人もいる。
③愛の対象を失ったということを次第に受け止め、その事実と和解し、さらには新しい愛の対象を発見する離脱の段階。

こういったいくつかのステップは、どんな場合でも順番に起きるものであり、省略することはできない。しかし、すべての段階をきちんと踏まえていくことができれば、ほとんどの場合で、誰でもきちんと最終的な回復の段階にまでたどり着くことができるはず、とも言われている。

日本でまだ「死の問題」を考えるのがタブーだった時代からこの問題に取り組んできた上智大学のアルフォンス・デーケン氏は、さらにこの段階を細かく分けている。項目とそのとき口にされがちな言葉を次にあげておこう（『生と死の教育』岩波書店、二〇〇一）。

①精神的打撲と麻痺《まひ》状態……「何も考えられない」
②否認……「ウソでしょう、そんなバカな」
③パニック……「どうしよう！　どうしよう！」
④怒りと不当感……「なぜ私だけがこんなにつらい目に」
⑤敵意とうらみ……「誰もわかってくれない。バカにしてる」
⑥罪意識……「もっとこうしてあげていれば」
⑦空想形成、幻想……「私のすぐそばにあの人がいてくれる」

⑧孤独感と抑うつ……「結局、ひとりぼっちになってしまった」
⑨精神的混乱と無関心……「もう何もかもどうでもいい」
⑩あきらめ（受容）……「これも人生の真実なんだね」
⑪新しい希望〜ユーモアと笑いの再発見……「私が楽しいことをしてがんばらなきゃね」
⑫立ち直りの段階〜新しいアイデンティティの発見……「あの人のためにもしっかり生きていこう」

もちろん、これらのプロセスはひとつひとつ階段を上るように進行するわけではなく、「行きつ戻りつ」するのがふつうだ。たとえば、「もう大丈夫。しっかり生きていく」と⑫まで来たと思われる人が、亡くなった人と訪ねた場所に行っただけで再びパニックに陥ったり、孤独感に打ちひしがれたりすることもよくある。

また、「月命日」「一周忌」などその死を強く実感させられる日づけを迎えただけで、進行していたプロセスが一気に初期の悲しみの段階に戻ることもある。これは「命日反応」といわれる心理的な反応だ。

しかし、いったん先のプロセスまで進めば、たとえ前の段階に戻ったとしても、また何日かでその先のプロセスに進むことも可能だ。そうやって「三寒四温」のように少しずつ少しずつ、悲しみが薄れていく。これが正常の立ち直りの過程だ。

だから、悲しみの中にある人に喪の作業の終了を強要するのは、差し控えるべきだろう。

傷つき悲しんでいる人に向かって私たちは、よく言ってしまう。

「早く元気になりなさい」

「亡くなったお母さんのためにも立ち直るのがいちばんの恩返しよ」

また、励ますつもりでついこんなことまで言ってしまう。「さあ、忙しいんだから、いつまでも悲しんでばかりはいられないよ」。あるいは、「もういない人のことばかり考えないで、生きている人のためにがんばりなさいよ」と背中を叩く人までいる。

そうすると、誠実で良心的な人ほど、「みんなのためにも早く立ち直らなければ」と自分の悲しみを打ち消そうとする。あるいは、「早く忘れなければ」と無理やり新しい活動を始めようとする人もいるのではないか。

そうなると、心は行なうはずだった喪の作業を最後までなし遂げることができず、途中の段階でとどまってしまうことがある。すると、悲しみや絶望も、そのまま〝保留〟になってしまうのだ。

そして、一見、すっかり立ち直って仕事や新しい恋に打ちこんでいるように見えていたのに、ある日、突然、激しい不安状態に陥ったりパニックが起きたりする。そこまで強烈なことは起きなくても、元気に仕事や恋をしているはずなのに、いまひとつ楽しくない、充実できない、といったおかしな状態が続くという人もいる。

悲しむのはあたりまえ

あまりにこの喪の作業が進行せずに、初期の悲しみ、落ち込みがいつまでも続く場合は、「遷延《せんえん》性の悲嘆反応」と呼ばれることがある。これは、ときには精神科的な治療の対象になる。治療は主に、「悲しいのはあたりまえ」と悲しむことじたいを認めるカウンセリングと、その程度が強すぎてからだにも影響が出ているような場合には抗うつ剤や抗不安剤などの心の回復を促進する薬を使って行なわれることもある。

とはいえ、大きな意味で考えれば、悲しみが遷延するのもあたりまえのことだ。

マンガ家・赤塚不二夫《あかつかふじお》氏の娘、りえ子さんは、二〇〇八年に父親と母親をほぼ同時に亡くすという経験をした。しかも、ふたりは別々の病気で別々の病院に入院していて、その死去はまったく偶然だったのだ。

最近になってりえ子さんは、雑誌のインタビューにこたえてこう語っている。

「両親の死を一生、悲しんでいこうと思うんです。それが私の仕事です」（週刊文春、二〇一一年九月二十九日号）

もちろん、りえ子さんは父親の版権を管理したり、評伝を執筆したり、と自分の仕事はきちんとこなしている。人はこうして、悲嘆反応を引きずりながら、それでも自分の仕事や生活をこなしていくこともできるのである。

阪神大震災の被災者など多くの人たちの心のケアに尽力した後、二〇〇〇年に肝臓がんのため、わずか三九年の生涯を閉じた精神科医がいる。その安克昌《あんかつまさ》氏の『心の傷を癒すということ』（角川ソフィア文庫、二〇〇一）にも、先に紹介したアルフォンス・デーケン氏の「悲嘆の過程」が紹介されている。

それによると、先のプロセスのうち②の「否認」と⑨の「精神的混乱と無関心」のあいだは段階的に進行するというより、「行きつ戻りつしながら進んでいく」とされている。安氏は言う。

「大切なのは、このような過程をさえぎることではなく、むしろ『悲哀』という心の作業を進めていくことである。『対象喪失』によって悲しみ、怒り、抑うつが生じるのは当然である。」（前掲書）

こういった専門家の意見を聞けば聞くほど、「悲しみは止めなくていいんだ」ということがわかってくる。家族との死別について書かれたほかのどの本を見ても、「悲しいのはあたりまえ」「泣けるだけ泣いたほうがいい」といった記述に出くわす。「悲嘆は病気、障害ではなく、正常な反応だ」と書かれているものもある。多くの場合、悲嘆は「流れにまかせて自然にそのプロセスが進むのを待つ」のがよいようだ。

ケアが必要な悲嘆とは

しかし中には、「きちんとしたケアが必要な悲嘆」もある。

①予期悲嘆という悲しみの先取り

そのひとつが、先にも述べた「予期悲嘆（anticipatory grief）」と呼ばれる特殊な悲嘆だ。これは、強い悲しみが実際の喪失や死別の前から始まるもの、と考えてよい。

私自身、父の死に際してはこれに近い状態にあったといえる。まだ父が自宅でなんとか生活できていた頃から、少しでも検査結果が悪くなっていたりすると、その死や喪失後のことを考えて、動悸《どうき》がしたり涙が出てきたりした。弟には、「患者さんを診る前に、まず自分に抗うつ剤を出してもらったらどうだ」とからかわれたが、仕事となるとそれを隠してなんとかできたので、これはうつ病ではなくて一過性の反応であることは自分でもわかっていた。

とはいえ、頭でわかってはいても、どうすることもできないのだ。私は、診察室では公私混同はやめようと決めているにもかかわらず、「母が亡くなって一〇年たちますがいまだに涙が出ます」という人が来ると「一〇年も悲嘆は続くんだ」と震え上がり、「すでに両親を見送りましたが、意外に気持ちは落ち着いています」という人が来ると「そういうこともあるんだ」とちょっとほっとしたり、といったことを繰り返していた。

この予期悲嘆については、さまざまな研究によって喪失後の悲嘆とは違う、次のような特徴があることがわかっている。

1．通常の悲嘆は多くの場合、長期間続くが、予期悲嘆は死とともに終結する点である。

2．予期悲嘆は短期間のうちに発達していくため、加速がつきやすい。

先ほども述べたように、こういった知識があったからといって予期悲嘆そのものが小さくなったわけではない。ただ、私は自分に「これがあの〝予期悲嘆〟というやつなんだ。いま加速度的に増大しつつあるが、いつか終わるはずだ」と言い聞かせることはできた。

そして実際に、私を長年悩ませていた予期悲嘆が、魔法のようにすーっと消えていく劇的な瞬間を迎えることになった。

その消失は、実は父の死のときではなく、第１章で述べたように主治医に「いますぐ連れて帰ります」と告げたときに訪れた。

おそらくそのとき、私は「父とそのうち会えなくなるんだろうか。もういっしょに笑ったり話したりできなくなるんだろうか。どうしよう、どうしよう」とただ怯《おび》えていた期間に別れを告げ、その死が近いことを事実として認め、「だとしたら、いま退院させるのが最良の選択だ」と心を決めたはずだ。

それまで私は、何につけても優柔不断で、「まあ、どっちでもいいや」とあいまいな態度を取ることがきわめて多かった。その自分が、「よし、これだ」と心を決めることができたのだ。そのことに私はある種のすがすがしささえ感じて、心を何年も支配していた「予期悲嘆」は霧が晴れるように消えていった。

もちろん、父が実際に亡くなると、それまでのものとは違う種類の悲嘆が大波のように押し寄せてきたのだが、それは「死別による通常の悲嘆（normal survivor grief）」そのものであった。

論文の中には、「予期悲嘆があったほうが通常の悲嘆は軽い」と書いてあるものもあったが、私の場合もあんなに死別を恐れていた割には、その後の悲しみ方は「ごくふつう」と言えるのではないだろうか。もしかすると、先取りして悲しんでおくと、本番の悲しみはその分、〝おまけ〟されるのかもしれない。

私は、自分の平凡さを実感すると同時に、「研究論文にあったとおりのことが起きるんだな」と悲嘆の問題の研究者たちに心から感心したものだった。

私の場合、この「予期悲嘆」の知識があったので、それでもまだ「これは例のものだ」と耐えることができたが、中には死別が起きる前からパニック状態に陥ったり仕事が手につかなくなってしまったりする人もいる。

そういう場合は、何らかのケアが必要になるかもしれない。誰かに不安で仕方ない気持ちを聞いてもらう、対症療法的に抗不安薬や抗うつ薬を短期間、処方してもらう、などケアの内容はさまざま考えられる。

しかし、その場合でも、「予期悲嘆は病気ではなく、あたりまえの通過点のひとつなんだ」ととらえ、自分に言い聞かせることが必要になるのではないか。

②重すぎる悲嘆

悲嘆は病気ではなくて、正常の反応。そう言ったが、中には悲しみが大きすぎて、生活や健康に大きな支障が出てくる場合がある。その死が突然であったり、災害や犯罪被害などあまりにも理不尽であったりする場合、また子どもを失った親や結婚したばかりの配偶者を失った人の場合も、当然のことながら、その悲嘆は大きくなる。

「悲しみはあまり感じないが、ひたすらからだの調子が悪くなる」という場合もある。倦怠感《けんたい》、微熱、胃腸の不調、呼吸苦、動悸や胸痛、視力や聴力の障害、全身の痛みなどが出てくることもある。心の悲しみ、からだの不調に亡くなった人への思慕が加わって、「私もそっちの世界に行きたい」と死を願う人も少なくない。

周囲の人たちが死別の悲しみに無理解な場合、理解はあってても本人にとってはしてほしくない言動を取る場合には、悲嘆反応はより強くなる。

よく言われることだが、「年齢に不足はないじゃない」「好きなように生きたんだから本人も満足ね」とか、「悲しんでいても亡くなった人は喜ばない」「供養のためにも元気出して」とか、「あなたにはほかの子どもがいるんだから」「迷惑かけた職場の人たちのためにもがんばらなきゃ」とか、中には「怠けてるだけじゃないの？　何年たつと思ってるの？」とか、言われると傷つく言葉はいくらでもある。

「あなたさえ目を離さなければ」「親の健康管理は子どもの役目」「離れて暮らしていて、お母さん、寂しかったでしょうね」といった直接的な非難がさらに立ち直りを遅らせることは、言うまでもない。

これまで、死別の悲しみは「誰でも経験すること」と見なされすぎて、それがいくら特殊な状況で起きても、どれほどの強烈さで起きても、専門家がケアするという視点があまりなかった。

日本で、家族を亡くした人の心のケアを専門に行なう「遺族外来」を定期的に開設しているのは、現在のところ埼玉医大国際医療センターの精神腫瘍科だけだ。

ここで中心的に遺族のケアを行なっているのは、同センターの大西秀樹《おおにしひでき》教授である。

大西教授は、日本でも必要な人には適切な悲嘆ケアを提供することの必要性、また同じ痛みを持った人どうしが話し合う「自助グループ」の有効性や看護師、臨床心理士などチームによるケアの重要性を繰り返し語っている。外来での基本は相談者の話にひたすら耳を傾ける「傾聴」であろうが、必要に応じて対症的に薬物療法なども行なわれるようだ。

しかし、全体的には、まだまだ深い悲嘆に苦しむ人たちへの理解や支援は十分ではない、と考えられる。

中でもとくに厄介《やっかい》なのは、相手に悪意がない場合だ。無神経あるいは批判的な言葉が問題なのはもちろんだが、あくまで励ますつもりで「泣いていても天国の人は喜ばないよ」「飲みに行ってパーッと忘れちゃおうよ」という言葉をかけたのが、知らないところで悲しむ人を傷つけることもある。東日本大震災でも、「立ち上がれ」「がんばろう」と言われることじたいが負担、と吐露《とろ》する被災者もいた。

ただ、だからと言って「悲しみの中にいる人には、何も言わないほうがいい」ということにはならないはずだ。専門家ではないのだから、どの言葉がよくてどの言葉がまずいのか、適切に判断することはできない。それどころか、どの言葉に傷つくのかは人によっても違うので、私のような専門家でもときとして失敗してしまうことがある。

では、声をかけるほうはどうすればよいのか。それは、やや極端な意見かもしれないが「あまり気にしすぎず、心からの言葉を伝えること」に尽きるのではないだろうか。

たとえば、悲しみのピークのとき、とくに先のデーケン氏のプロセスの中の「怒りと不当感」「敵意とうらみ」の段階にあるときには、誰からどんな言葉をかけてもらっても、「わかってもらえない」「そんなこと、言ってほしくない」と思うに違いない。

ただ、誰かの言葉をどう受けとめるかは、時期によっても変わってくる。そのときは「わかってくれていない」と感じた言葉でも、数カ月後には「そうか、あの人が言いたいことはこれだったのか」とその意味が自分の中でプラスの方向に変わってくることも少なくない。そこまででなくても、「相手に悪意はなかったのだ、あくまで励ますつもりで言ってくれたのだ」と言葉の背後にあるやさしさに気づき、心が慰められることもあると思う。

私も、父を失って三カ月くらいは、友人にそのことを伝えて「それは寂しいですね」と言われることさえ、避けたかった。ここで告白するのも恥ずかしいのだが、友人の両親が健在だったりすると、「自分は親が元気で寂しくないけれど、あなたはお気の毒」と言われているような気がしてしまうのだ。しかし、半年もたつと、そう言われると素直に「ありがとう。でもだいぶ元気になってきたよ」と返せるようになってきた。

ケアが必要かどうかの差はどこか

では、どういう悲嘆にはケアが必要で、どの程度なら時の経過を待てばよいのか。

私の直接の〝師匠〟である北海道大学大学院医学研究科の小山司《こやまつかさ》教授と、一般市民を対象にしたうつ病についてのシンポジウムで同席する機会があった。そのとき、がんを経験していまは元気にすごしているという女性が質問した。

「抗がん剤の副作用で髪の毛が抜けてしまったとき、鏡を見るたびに涙がこぼれてなりませんでした。でも、ウィッグをつけてがんばって仕事に行っていたのです。あのときの私は、うつ病だったのでしょうか」

その女性に小山教授が答えた言葉に、「ケアが必要な悲嘆かどうか」についてのヒントが隠されている気がする。

「はっきりしているのは、あなたはうつ病ではない、ということです。がんになり抗がん剤の副作用が出ていれば、気持ちが落ち込んで悲しくなるのはあたりまえのことです。でも、あなたは、仕事となれば背筋を伸ばして出かけて行けたんでしょう？　うつ病では、まずそれもできません」

つまり、悲しみや苦しみを抱きながらも、なんとかそれを隠して仕事や日常の生活が続けられるなら、いますぐケアを受ける必要はない、ということだ。もちろん、その人自身が「でも、つらくてつらくてどうにもならない」という場合は、早めに専門家のもとを訪ねるのもよいだろう。

ただ、「悲しい……でも、仕事はやらなきゃ」と家を出て、職場につけば笑顔のひとつも作り、ランチタイムにおいしいものを食べたら、思わず「あ、おいしい」とつぶやいてしまう。たとえその後、ひとりでトイレの個室に入ったら、また悲しみが戻ってきて涙をこぼすことになったとしても、そうやってなんとかその日も仕事を終えることができれば、それは「あたりまえの悲嘆」と考えてよいのではないだろうか。

愛する家族、とくに自分を生まれたときから知っていてくれた親と別れるのは、悲しいことに決まっている。どんな看取りをしても、心残りがあるのも当然だ。ただ、そうやって涙に暮れたり打ちひしがれたりするのは、敗北でも失敗でもなんでもない。

耐えがたい悲しみやつらさ、傷つきに直面したときは、それを打ち消すためにも、一刻も早く新しい生活に踏み出して、元気になりたい。これは誰もが考えることだが、そのプロセスは不自然なものであってはならない。

もちろん、早く立ち直るために、新しい現実に向き合うのは大切なことだ。しかし、その場合でも、心がゆっくり喪の作業をこなせるように、悲しみや苦しみ、絶望がおそってきても驚かないでその感情を受け止めてほしい。そうして、次のステップに自然に進めるように待つ時間、ゆとりを心の中に持ってほしい。そうすれば必ず悲しみは少しずつ癒え、形を変えて、失った人やモノともまた新たな関係を築いた上で、新しい現実に向かい合うエネルギーを得ることができるはずなのだ。

とくにいろいろな苦労をして、親を看取った後の人は、まわりにそう声をかけてもらえるかどうかは別にして、自分にぜひ声をかけてあげてほしい。

「子どもとしてのいちばん重要な役割を果たせた。これでよかったのだ。私はよくやった」

これは、その看取りがどんな内容であったかに、まったく関係ないはずだ。

私が尊敬する牧師の鈴木崇巨《すずきたかひろ》聖隷クリストファー大学教授は、私が父を見送ったのを知って、こんなメールをしてくれた。

「親の最後の役割は、子どもに〝人はちゃんと死ぬことができるんだよ〟と身を以《もつ》て教えることだと思います」

だとしたら、どんな親も、世を去るときに子どもにそれを教えているということになる。それを教わっただけで、子どもはその看取りの内容にかかわりなく、「うん、たしかに教えてもらったよ」とそれを受け取り、そうできた親と自分とを「よくやった」とほめてよいのではないか、と私は思うのだ。

悲しみの予防策はあるか

これまでに述べたのは、いずれも「悲嘆が起きた後にどうするか」という話だった。

ではここで、予期悲嘆もまだ起きていないような時期、つまりただちに介護や看取りの必要はなさそう、という時期から何かしておくべき〝心の準備〟はあるのか、ということについて少しだけ考えてみよう。

つまり、極端に言えば若い頃から何か備えたり心を鍛《きた》えたりしておくことで、死別の悲嘆を軽くすませることはできるか、ということだ。

最近の精神医学では、その人のもともとの〝心の強さ、しなやかさ〟のような特徴が、逆境に立たされたときの〝打たれ強さ〟、つまりうつ病やＰＴＳＤ（心的外傷後ストレス障害）になりにくい傾向にも関係していることに注目が集まっている。そのもともとの〝心の折れにくさ〟を、「レジリエンス」と呼んでいる。

悲嘆反応におけるレジリエンスとは何なのか、またそれを引き出し育てるためにはどうすればよいのかがわかれば、悲嘆反応は軽くてすむのかもしれない。ただ、この分野の研究はまだ始まったばかりであり、「こうすればレジリエンスを高められる！」といった根拠ある支援法などは残念ながらまだわかっていない。ただ、おそらく今後は、同じような死別を経験しながら、比較的早く立ち直れる人と、何年も悲しみを引きずる人の違いを、このレジリエンスに着目して探るような研究が増えることであろう。

ここで、科学的な研究が進むまでの〝つなぎ〟として、診察室での経験から私が考える「悲しみの予防策」のいくつかをあげておきたい。

①さらっと予習する

親の介護をどうするか、看取りにはどんなスタイルがあるのか。また、実際の死別の前後には、どんな心理的反応があるのか。

「備えあれば憂《うれ》いなし」とは言うが、介護や看取りに関しては、いくら備えがあってもそれがいつどんな形でやって来るのかもわからず、実はあまり役に立たないことが多い、という話はしてきた。

親自身がいくら「子どもの世話にはなりたくない」と言っていても、認知症になってしまって、健常なときにどう考えていたかさえ、忘れてしまうこともあるかもしれない。また、私自身の例で話したように、「両親が何歳になったら東京に来てもらって」などと計画を立てて部屋などを準備していても、間に合わずにすべてが無駄になってしまうこともある。

また、心理的問題については、予習すればするほど「そうか、こんなに恐ろしい悲しみが押し寄せるんだ」と気持ちが暗くなるばかりで、かえって予期悲嘆を引き起こす場合もある。実際に私も、患者さんの治療上、必要が生じて悲嘆に関する論文を読んだり研究会に参加したりしなければならないこともあったが、正直言ってそれじたいが自分の〝心の傷〟になりそうだった。

では、「どうせ準備しても仕方ない」「悲嘆反応について予習すると余計に暗くなる」と考えて、そのときが来るまでいっさい何もしない、見ない、考えないのがよいのだろうか。それもまた違う。そうやって「なかったこと」にしていると、いざそのときがやって来たときには、想定外の大きなダメージを受けることにもなりかねない。

考えすぎてもだめ、まったく考えないのもだめ、となると、やはりいちばんよいのは、「ほどよく知って考えておく」ことだろうか。

具体的には、介護や看取りについての入門書や体験記を一冊くらい読んでおく。もし余裕があれば、家族を失った経験のある人の手記やそういうテーマの小説などにもさらっと目を通しておけばよい。

その場合、大切なのは「もし私だったら」と入り込みすぎず、「へえ、この人ってテレビでは強気だけど、意外に臆病なんだ」などと、どこか〝ひとごと〟として読んでおくくらいでよいのではないか。

それくらいの〝さらっとした知識〟があるとないとでは、実際にわが身の問題になったときの心がまえはずいぶん違うはずだ。

もちろん、そうやって予習しても、悲しみそのものが減るわけではないが、悲しいことじたいには何の問題も心配もない、ということは、これまでも繰り返し述べた通りだ。

②少し相対化する習慣をつけておく

少しだけ相対化。これはどういうことか。それは、どんな場合でも、「どうして私だけ」と自分中心、感情中心で主観的に考えず、「まあ、誰にでもあることとか」「この年齢ならこうなってもおかしくはないか」となるべく引いた視点から考える、ということだ。

たとえば、私の場合など必要なのは、まさにこの相対化だ。

本書の中で、私は何度も「父を失って悲しい」「失う前から、いつこの日が来るかと恐れていた」と書いているが、他人の目にはそれがいささか奇妙に映っているのでは、ということもそれなりにわかっているつもりだ。

私は一〇代でもなければ、父も三〇代や四〇代ではない。昨年で五〇歳の私が、八二歳の父親を亡くしたのだ。これは、世間の尺度で言えば、あたりまえ中のあたりまえのできごとにしかすぎない。むしろ、「お父さん、けっこう長生きだったんですね」と言われてもおかしくない。

私自身にとっては、この一年は〝これまで生きてきていちばんつらい一年〟だったが、診察室にはもっとたいへんな状況に置かれている人が、日々やって来る。三月に起きた大震災と原発事故では、何十万人もの人たちが、筆舌に尽くしがたいほどの悲しみ、苦しみを背負わされた。それを思うと、「こんなに悲しいのは私だけ」などととても言ってはいられないこともよくわかっている。

もちろん、「私の悲しみなんてささやかなものだ」と低く見積もりすぎて、それを過剰に抑える必要はない。他人から見てどうあれ、自分が悲しければ悲しんでもいいのだと思う。

とはいえ、少しはまわりの状況や世界全体を見わたして、「私のような悲しみはいくらでもある」「私よりひどい状況の人だっているんだ」と自分を相対化する視点を忘れないことも大切なのではないだろうか。

そして、いざというときに「つらいのは私だけじゃない」「もっとたいへんな人がいる」と思えるようになるためには、ふだんからそう考える習慣をつけておくことも必要だ。「私が、私が」と自己主張したり、自分の感情を思い切り表現することが評価されたりしがちなこの時代だが、ときには自分よりもさらに過酷な状況にある人のことを思って、涙をそっと隠すくらいの心意気も保ちつづけたいものだ。

もちろん、たいへんな状況にある人と自分とを比べて「私はまだマシ」と思う以外にも、相対化の方法はある。たとえば、私の場合は、宇宙や人生について壮大なスケールでしかもおもしろおかしく描いたSF作品に触れることで「なんだ、親がどうこうというだけで騒ぐことはない」とやけに心が落ち着いた。どんな作品がよいかは〝人それぞれ〟だろうが、ちなみに私を救ったのは、おバカＳＦの代表と言われる『銀河ヒッチハイク・ガイド』（ダグラス・アダムス、河出文庫）とその映画だった。

③宗教を都合よく使う

こんな言い方をすると信仰を持っている人には怒られそうだが、ここでは特定の宗教を信じていない日本の〝多数派〟を想定して語ることにしたい。

いくら頭で理解したり、経験者の話から学んだりしたところで、本当の意味で親しい人の死を受け入れ、乗り越えるのはむずかしい。

先に、時間がたてば悲嘆のプロセスを経て心は立ち直る、とは言ったが、それでも「そうか、死ぬってこういうことだったんだ」と完全に納得するのはほぼ不可能と言ってもよいだろう。

人類が誕生して長い時間がたっているのに、いまだに「死」という現象に関してはほとんど何もわかっていない。いや、生物学的にそこで何が起きるのかについては解明されているが、「そこで意識は終わるのか」「その先はどうなるのか」「死は永遠の別れなのか」といった「死と心」についてはなにひとつわかっていない、と言ってもよいだろう。

それを説明してくれるのが、宗教だ。宗教は、それがどんな種類であれ、私たちの知恵が届かない世界を知る超越的な存在である「神」を設定している。「神」は、「死とは何か」についてもよく知っていることになっている。

たとえば、キリスト教では、人は地上の生を終えると天上の「神の御国」に向かうことになっている。それがいつなのかについても、神は知っている。「神の御国」がどんなところなのか、そこに自分や家族が向かうのはいつなのかについては神は私たちに何も教えてはくれないが、神を信じてすべてをゆだねていればよい、ということになっている。神は人間を深く愛し、最良の計画を行なってくれることになっているからだ。

もし、この教えを信じて、死後のことも心配せずに「すべてをゆだねます」と言えたら、どんなに心安らかになれることだろう。その境地へのあこがれもあり、私はこの一〇年ほど、機会があればプロテスタントの教会の礼拝に出たり、聖書を読んだりしてきた。

しかし、そこで邪魔になったのは皮肉なことに「少し相対化」のクセであった。たとえば、「神さま、私の父にもうしばらくのあいだ、地上の生をお与えください。父を支える母のこともお守りください」などと祈りを捧《ささ》げながら、どこからか「自分中心だな」といった声が聞こえてくる気がしたのだ。それよりも診察室で出会う、もっと悲惨な人たちのために祈るべきではないか、と迷っていた私に最適な箇所を聖書の中で見つけた。

それは、十字架への道を歩むことを予感したイエス・キリストが、「父なる神」に祈りを捧げるところだ。いつも苦しんでいる人たちのために祈るイエスは、ここに来て「自分のため」に祈るのだ。

「父よ、あなたは何でもおできになります。この杯《さかずき》を私から取りのけてください。しかし、わたしが願うことではなく、御心《みこころ》に適《かな》うことが行われますように」（「マルコによる福音書」一四章三六節）

私は、「自分をお助けください」とやや自己中心的な祈りを捧げながらも、「でも、それが神のご計画にかなうことであれば、の話ですが」と言い訳をするかのようなキリストのこの祈りは「使える」と感じた。そして、しばらくのあいだは「これをしてください。これもお願いします……しかし、私が願うことではなく、御心にかなうことが行なわれますように」と祈っていたのだった。

とはいえ、父の回復が見込めなくなったときに、「そうか、これが今の神さまの御心というわけか」と納得するほど、私の信仰は強いものではなかった。「これがあなたの御心だと言うなら……怨《うら》みますよ」と言うほどではないが、なんとなく「まだちょっとあなたの真意はわかりません」という感じだ。

教会に半ば〝御利益〟を求めて通っていた不謹慎《ふきんしん》な私は、その後、なかなか礼拝に参列できずにいる。そのうち、ふとまた「聖書を読んでみようかな」と思うのだろうか。それとも、今度は母が体調を崩したときにでも、都合よく「助けてください……御心にかなうことなら」などと祈りはじめるのだろうか。それは自分でもまだよくわからずにいる。

このように、私の情けない例を見ても、信仰を持たない人がいきなり宗教ですべて救われる、ということは期待できそうにない。

ただ、そこにはいざというときの悲しみを乗り越えるための知恵、ヒントがたくさん詰まっていることはたしかだ。自分ひとりではそのつらさに立ち向かえそうにない、と思ったら、そのときだけでも「自分を超えた世界」に足を踏み入れてみるのも、悪いことではないだろう。神さまは、そんな御都合主義をとがめるほど、心が狭いお方ではないはずだから。

あとがき

本書の第5章では、看取った後の悲嘆を和《やわ》らげるための、事前・事後の方策をいくつかあげてみたが、どれも決定的な〝悲しみの予防法〟ではない。

ほかにも「現実逃避する手段を見つけておく」「愛する対象をたくさん持っておく」などといった対策もあるのだが、いささか消極的すぎる気もするので、ここでくわしく述べるのはやめておこう。

ただ、「どうやって親や家族を失った悲しみを軽くし、しっかり立ち直ることができるだろうか」といったことを考えていると、私の中でいつもひとりの患者さんとのやり取りがよみがえってくる。

彼女は四〇代で、シングルのまま都会で働いて生活していたのだが、郷里には病んだ母親がいた。母親は病院に入院しており、その世話は地元で結婚した姉がしていたという。

「遠距離介護をどうするか、と悩んでいるのですか」と質問すると、彼女は冷たく笑った。

「それならいいですけれどね、私はいよいよ死の床にある母親が許せないんですよ。子どもの頃から母親は姉ばかりかわいがって、私は十分な愛情を受けることもありませんでした。母に絶望した私が郷里から都会に出て奮闘しているあいだに、父は亡くなりました。

ここで母親に、私が味わった苦労をわからせて謝ってもらわなければ、もう一生、その機会を失ってしまう。私はなんとかそうしたいのですが、もう母親は意識もないそうです。それを思うと悔しくて悔しくて、夜も眠れません」

それからしばらくして、彼女の母親は亡くなった。一応、お通夜や葬儀には参列したものの、一滴の涙も出なかったという。

「まあ、こちらの想いは伝えられなかったけれど、あのイヤな女がいなくなった、と思ったら、ちょっとほっとしましたよ。でも、むなしいですよね。このむなしさをこれから抱えて生きていくのは、しんどいです」

彼女の心の深い谷間をのぞいた思いがして、いったいどんな言葉をかければよいのか、私は一瞬、言葉を失った。そして、ついこんなことを言ってしまったのだ。

「でも、親が死んで悲しみに暮れて立ち直れない人もいるのですから、それをさらりとクリアできたのは、ちょっとラッキーではないですか」

すると、彼女は「わかってない」という顔をして首を横に振った。

「先生、親が死んで悲しくて泣ける人は、幸せですよ。私も、泣いてみたかった。でも、泣けなかったんです」

彼女はその後、二度と診察室に顔を見せることはなかった。


そう、親をどう介護しよう、どう看取ろうと心を砕《くだ》き、亡くなった後には涙に暮れることができるのは、考えてみればとても幸せなことなのかもしれない。それだけ、親のことが好き、気になる、あるいは親に大切にされてきた、支えられてきた、ということなのだから。

私自身、精神科医としてすでに四半世紀も診察室に座りつづけ、ありとあらゆる種類の苦しみ、悲しみは見てきたはず、と思っていた。

それにもかかわらず、実際に自分の親の死を経験すると、想像もしなかったような悲しみや後悔が押し寄せてきて、「ああ、まだまだ精神科医として半人前なんだな」ということを実感した。そして、仕事が終わって自宅に帰っては涙に暮れながら、心のどこかでは、「こんなに悲しめるほど大切な人がいた、というのは、悪くないことじゃないか」とも思っていた。

しかも私は、こうやって「いやあ、たいへんでしたよ」「親の介護でこんな失敗をしちゃって」などと、文字で自分の経験や感情を表現する機会も与えられている。さらにそれを、まだ会ったこともない読者の方々に読んでもいただけるのだ。私は本当に恵まれていると思う。

問題は、この恵まれた状況をただ享受《きょうじゅ》していていいのか、どうやって診察室で、あるいは著作という形で世に還元すればいいのか、ということだ。

これからの少子高齢化社会でますます問題になるはずの「看取り」について私なりに

まとめた本書も、私が行なうべき還元のひとつになるだろうか。もし、そうなっていたとしたら、それは予定より遅れに遅れた執筆につき合い、編集作業を進めてくれた祥伝社新書編集部の高田秀樹さんのおかげにほかならない。私と同じく二〇一〇年に父を失った高田さんとの〝亡父談議〟は、私に一種のカウンセリング効果をもたらした。

二〇一〇年に亡くなった絵本作家の佐野洋子さんは、最後のエッセイ集となった『死ぬ気まんまん』（光文社、二〇一一）の中で、主治医と対談してこう語っている。

要するに、自分なんて大した物じゃないんですよね。同様に、誰が死んでも困らないわけ。例えば、いまオバマが死んでも、必ず代わりが出てくるから、誰が死んでも世界は困らないわけですよ。
だから、死ぬということをそう大げさに考える必要はない。自分が死んで自分の世界は死んだとしても、宇宙が消滅するわけでも何でもないんですよね。そうガタガタ騒ぐなという感じはする。

そうだ。ガタガタ騒ぐ必要はない。いやいや、やっぱり親の死となると、ガタガタ騒いでしまうのではないだろうか。……などと心は千々《ちぢ》に乱れながらも、いざとなれば何とかなる、ならなかった人はいないはずだ。そう信じて、あくまで自分を大切に、それなりに自分らしい人生を思う存分、楽しみながら生きていきたいものではないか。どんな看取りも百点満点。私もそう思いながら、母とも仲良く、これまでのようにゆるゆるすごしていきたい。

なお、本文中で紹介したケースは、いずれも診察室で経験したエピソードをもとに再構成した「架空の人々」であることをつけ加えておきたい。

父の一周忌の夜に

香山リカ

切りとり線

★読者のみなさまにお願い

この本をお読みになって、どんな感想をお持ちでしょうか。祥伝社のホームページから書評をお送りいただけたら、ありがたく存じます。今後の企画の参考にさせていただきます。また、次ページの原稿用紙を切り取り、左記まで郵送していただいても結構です。

お寄せいただいた書評は、ご了解のうえ新聞・雑誌などを通じて紹介させていただくこともあります。採用の場合は、特製図書カードを差しあげます。

なお、ご記入いただいたお名前、ご住所、ご連絡先等は、書評紹介の事前了解、謝礼のお届け以外の目的で利用することはありません。また、それらの情報を6カ月を超えて保管することもありません。

〒101―8701（お手紙は郵便番号だけで届きます）
祥伝社新書編集部
電話03（3265）2310
祥伝社ホームページ　http://www.shodensha.co.jp/bookreview/

★本書の購買動機（新聞名か雑誌名、あるいは○をつけてください）

________新聞の広告を見て	________誌の広告を見て	________新聞の書評を見て	________誌の書評を見て	書店で見かけて	知人のすすめで

★100字書評……「看取り」の作法

名前

住所

年齢

職業

香山リカ　かやま・りか

1960年、北海道生まれ。東京医科大学卒業。精神科医、立教大学現代心理学部教授。学生時代より雑誌等に寄稿。その後も臨床経験を生かして、各メディアで社会批評、文化批評、書評など幅広く活躍し、現代人の“心の病”について洞察を続けている。著書に『しがみつかない生き方』(幻冬舎新書)、『若者の法則』(岩波新書)、『「私はうつ」と言いたがる人たち』(PHP新書)、『人生の法則』(ベスト新書)など。

「看取《みと》り」の作法《さほう》

香山《かやま》リカ

2011年11月10日　初版第1刷発行

発行者……………竹内和芳

発行所……………祥伝社《しょうでんしゃ》

〒101-8701　東京都千代田区神田神保町3-3

電話　03(3265)2081(販売部)

電話　03(3265)2310(編集部)

電話　03(3265)3622(業務部)

ホームページ　http://www.shodensha.co.jp/

装丁者……………盛川和洋

印刷所……………萩原印刷

製本所……………ナショナル製本

Printed in Japan　ISBN978-4-396-11258-5　C0295